Vinod Kumar Dhote
Kanika Dhote

Microbalões de cloridrato de Ondansetron para um tratamento eficaz

Vinod Kumar Dhote
Kanika Dhote

Microbalões de cloridrato de Ondansetron para um tratamento eficaz

Microbalões - Uma nova ferramenta para a entrega de medicamentos

ScienciaScripts

Imprint
Any brand names and product names mentioned in this book are subject to trademark, brand or patent protection and are trademarks or registered trademarks of their respective holders. The use of brand names, product names, common names, trade names, product descriptions etc. even without a particular marking in this work is in no way to be construed to mean that such names may be regarded as unrestricted in respect of trademark and brand protection legislation and could thus be used by anyone.

Cover image: www.ingimage.com

Este livro é uma tradução do original publicado sob ISBN 978-620-3-58207-9.

Publisher:
Sciencia Scripts
is a trademark of
International Book Market Service Ltd., member of OmniScriptum Publishing Group
17 Meldrum Street, Beau Bassin 71504, Mauritius
Printed at: see last page
ISBN: 978-620-3-60019-3

ÍNDICE

SISTEMA DE ENTREGA DE MEDICAMENTOS. 2

MICROBALÕES: PEQUENAS PARTÍCULAS COM ALTA POROSIDADE. 11

RATIONALE. 22

REVISÃO BIBLIOGRÁFICA...23

ESTUDO DE PRÉ-FORMULAÇÃO. 36

ESTUDO DE COMPATIBILIDADE 43

RESULTADO E DISCUSSÃO. 43

RESUMO E CONCLUSÃO. 59

REFERÊNCIAS. 60

SISTEMA DE ENTREGA DE MEDICAMENTOS

A técnica de administração controlada de medicamentos apresenta parte da linha da frente da técnica desenvolvida hoje em dia, incluindo muitas abordagens científicas, servindo para o cuidado individual. A técnica de administração de fármacos tem vantagens abundantes em relação ao tipo de dosagem convencional existente, envolve maior eficácia, minimização do envenenamento, maior conformidade do consumidor também facilita. Este tipo de técnica de administração de fármacos utiliza micro moléculas, para o tratamento de fármacos. Como as variedades de formas de dosagem são inventadas como micropartículas, bem como as nanopartículas mostraram mais significado. Um sistema ideal e avançado de administração oral de fármacos é aquele que controla exactamente a velocidade, o tempo e o local de libertação do medicamento separadamente de variáveis fisiológicas normais, tais como o pH do tracto gastrointestinal, o estado digestivo do tracto gastrointestinal, o movimento peristáltico e o ritmo circadiano. O avanço na ciência dos polímeros e o resultado tecnológico na aceleração da investigação e da actividade de desenvolvimento na concepção de dispositivos de administração de fármacos. A eficácia terapêutica de um fármaco depende da biodisponibilidade e eventualmente da solubilidade das substâncias medicamentosas. A solubilidade é pré-requisito para alcançar a concentração desejada de fármacos na circulação sistémica, absorção de fármacos e resposta farmacológica. A via oral de administração de fármacos é a abordagem mais fácil e descomplicada da administração de fármacos, uma vez que oferece boa adesão do paciente, conveniência, dosagem precisa, fácil produção, e maior estabilidade. A dissolução de fármacos hidrofílicos pobres engloba uma etapa restritiva no processo de absorção de fármacos (1-3). Os exercícios de biodisponibilidade iminentes prevalecem com medicamentos extremamente hidrofóbicos devido à absorção inconsistente ou parcial do tracto gastrointestinal (GIT). A biodisponibilidade é a propriedade mais importante de uma forma de dosagem. É a capacidade da forma de dosagem de entregar o princípio activo no seu local de acção numa quantidade suficiente para obter a resposta farmacológica desejada. A biodisponibilidade é definida mais precisamente como a taxa e extensão da absorção de um fármaco desde a sua forma de dosagem até à circulação sistémica. É afectada por uma série de factores relacionados com o medicamento, a forma de dosagem e o paciente (4-5).

Os factores relacionados com a forma de dosagem que podem produzir diferenças profundas na biodisponibilidade da droga incluem a formulação e variáveis de fabrico tais como o tamanho da partícula, a forma química, a solubilidade da droga, o tipo e quantidade de excipientes utilizados, a pressão de compactação, etc (6). É bem conhecido que a biodisponibilidade e eficácia da droga são severamente limitadas pela sua fraca solubilidade aquosa e taxa de dissolução. O fármaco em forma de dosagem sólida (comprimido) deve ser dissolvido antes de estar disponível para absorção no tracto gastrointestinal (7). A dissolução forma a etapa limitadora da taxa de absorção do fármaco a partir de formas sólidas de dosagem, especialmente quando o fármaco é pouco solúvel (1,6-7).

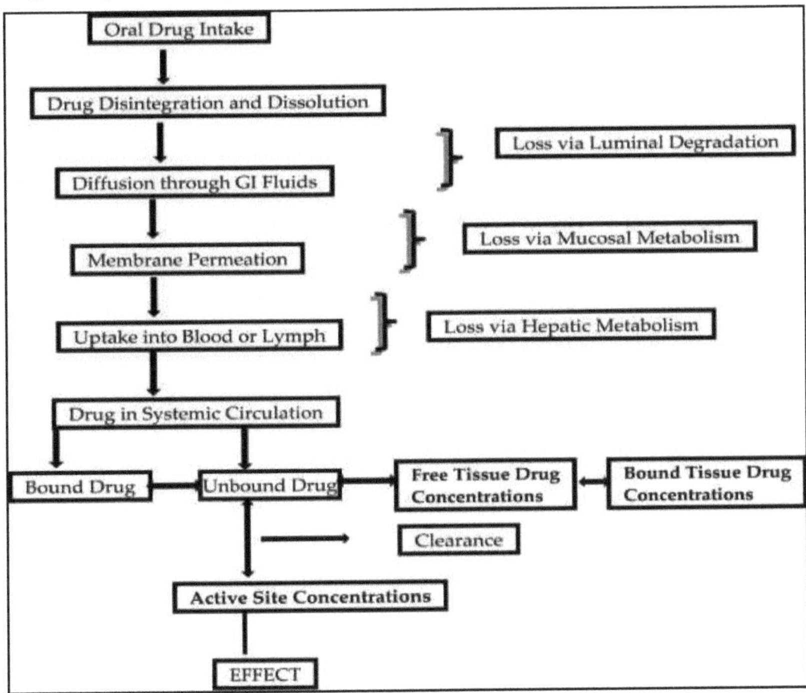

Fig.1. Sequência do evento ocorre na entrega do medicamento

1.1 Dissolução e Absorção de Drogas das Formas de Dose Sólida:

Antes de serem absorvidas na circulação sistémica, as drogas devem dissolver-se nos fluidos corporais existentes no local de absorção e as moléculas dissolvidas da solução absorvem ou atravessam as barreiras biológicas por vários mecanismos de transporte de drogas (2). A taxa de dissolução pode ser definida como a quantidade de substância sólida que vai para a solução por unidade de tempo sob um conjunto padrão de condições como temperatura, natureza do solvente, pH, e área de superfície (8).

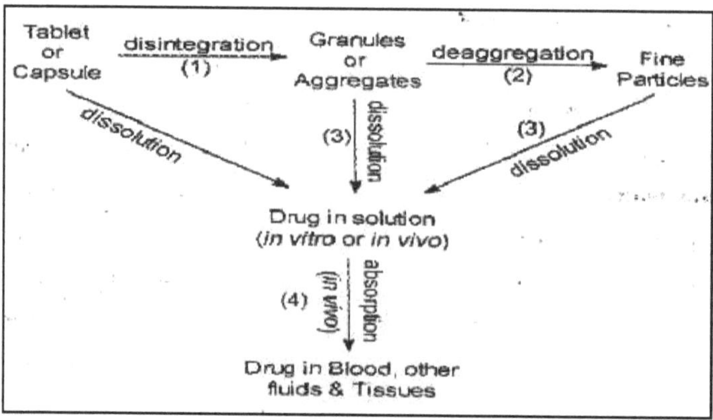

Fig.2. Eventos de absorção de drogas

Fig.1. representa a sequência de eventos envolvidos na absorção de drogas após a administração oral. A dissolução do fármaco ocorre não só a partir das partículas finas do fármaco que acabam por ser produzidas, mas também, em pequeno grau, a partir da forma de dosagem intacta antes da sua desintegração e a partir de fragmentos e aglomerados produzidos após a desintegração (9-10). In vivo, o processo 4 envolve a absorção dos fármacos. A droga dissolvida no conteúdo gastro intestinal deve difundir-se através dos fluidos aquosos até à barreira gastro intestinal e depois ser transportada através da barreira até à circulação sistémica. Quando o processo de dissolução é muito mais lento do que os outros processos, então a dissolução controla essencialmente e completamente a taxa de absorção (4). Existem agora provas adequadas para concluir que a taxa de dissolução controla muitas vezes parcial ou totalmente a taxa de absorção. Isto é particularmente verdade no caso de drogas pouco solúveis.A taxa de dissolução pode estar a aumentar ou aumentando a solubilidade ou a área de superfície ou ambos podem aumentar de droga pouco solúvel. Estas duas variáveis podem ser alteradas através das seguintes técnicas(11).

1. Controlo da solubilidade do ácido fraco ou da base através da tamponagem de todo o meio de dissolução ou do microambiente, ou seja, da camada de difusão que envolve uma partícula através da utilização de tampões e sais.

2. Controlar a solubilidade da droga através da escolha do estado físico tal como a forma cristalina, os seus hidratos, a sua forma amorfa e assim por diante.

3. Controlo da área de superfície do fármaco através do controlo do tamanho da partícula.

As actuais perspectivas de conhecimento sobre solubilidade, dissolução, permeabilidade e, consequentemente, farmacocinética de um fármaco devem ser consideradas na definição das especificações do teste de dissolução para o processo de aprovação do fármaco. Biopfarmacêutica

O Sistema de Classificação (BCS) é o andaime científico para classificar as substâncias medicamentosas com base na sua solubilidade aquosa e permeabilidade intestinal (11-13). O BCS foi introduzido em 1995 como resultado de esforços contínuos na análise matemática para a elucidação da cinética e dinâmica do processo do fármaco no tracto gastrointestinal (GI) (5). Desde que a BCS foi introduzida, tem sido utilizada como instrumento regulador para a substituição de certos estudos de bioequivalência (BE) por testes rigorosos de dissolução *in vitro*. A BCS defende o método de classificação de acordo com a forma de dosagem de dissolução juntamente com as características de solubilidade-permeabilidade do produto farmacêutico. A orientação do Sistema de Classificação Biofarmacêutica foi fornecida pela US Food and Drug Administration (FDA) Organização Mundial de Saúde (OMS) e a Agência Europeia de Avaliação dos Medicamentos (EMEA), para melhorar a eficiência do processo de desenvolvimento do produto farmacêutico (14).

O objectivo da BCS é prever os desempenhos farmacocinéticos *in vivo* dos medicamentos a partir de medições de permeabilidade e solubilidade. Aloca a estimativa das contribuições de três factores principais, a saber, dissolução, solubilidade e permeabilidade intestinal. A dissolução e a permeabilidade gastrointestinal são os parâmetros fundamentais que controlam a taxa e a extensão da absorção de fármacos, pelo que a BCS se torna um instrumento fundamental no desenvolvimento de fármacos (15-17).

Com base na solubilidade e permeabilidade das drogas, o Sistema de Classificação Biofarmacêutica pode ser categorizado como:

Classe 1: Alta solubilidade - Drogas de alta permeabilidade

por exemplo, Propranolol, Metoprolol, Diltiazem, Verapamil

Classe 2: Baixa solubilidade - Drogas de alta permeabilidade

por exemplo Ketoconazole, ácido mefenâmico, Nifedipina, Nicardipina, Felodipina, Piroxicam, Celecoxib

Classe 3: Alta solubilidade - Drogas de baixa permeabilidade

por exemplo, Aciclovir, Neomicina B, Captopril, Enalaprilate, Alendronato

Classe 4: Baixa solubilidade - Droga de baixa permeabilidade.

por exemplo, Clortiazida, Furosemida, Tobramicina, Cefuroxima

A análise de solubilidade de um medicamento pode ser feita dissolvendo a quantidade prescrita de medicamento em tampão (250 ml) pH ajustado entre 1,0 e 8,0. Fármaco altamente solúvel mostrando volume de solubilidade de solução inferior ou igual a 250 ml. Drogas altamente permeáveis são aquelas que mostram absorção superior a 90% ou aquelas cuja permeabilidade pode ser determinada experimentalmente (7, 9, 18).

O processo limitador da taxa de absorção e biodisponibilidade (taxa e extensão da absorção) é a libertação (ou dissolução) de substâncias medicamentosas a partir da forma de dosagem ou a sua permeação através da membrana intestinal. Se a permeação através da membrana intestinal for limitadora da taxa, as propriedades de dissolução podem ser de importância negligenciável. As drogas da classe I comportam-se in vivo como uma solução oral. A dissolução e a biodisponibilidade são muito rápidas para estes fármacos. Se a substância fármaco classe I for libertada da forma de dosagem muito rapidamente in vivo, o esvaziamento gástrico tornar-se-á o processo limitador da taxa de absorção do fármaco. Enquanto que para drogas com alta permeabilidade e baixa solubilidade (Classe II), a dissolução ou libertação da forma de dosagem ocorre lentamente e a taxa de dissolução tornar-se-á o factor limitador da taxa de absorção de fármacos (19-20). Estes fármacos apresentam biodisponibilidade variável e necessitam de um aumento na taxa de dissolução para aumentar a biodisponibilidade. A permeação através da membrana intestinal forma a etapa limitadora da taxa de absorção de fármacos da classe III e biodisponibilidade é independente da libertação de fármacos a partir da forma de dosagem. Estes fármacos apresentam geralmente uma biodisponibilidade baixa e necessitam de um aumento na permeabilidade (12). Os fármacos da classe IV exibem uma biodisponibilidade fraca e variável. Vários factores tais como a taxa de dissolução, permeabilidade, taxa de esvaziamento gástrico, passos limitantes da absorção destes fármacos (19).

Técnicas tais como, solubilização, dispersões sólidas, micronização, complexação, formação de sal com polímeros, transformação em forma física, derivação de drogas, uso de pró-droga, adição de tensioactivos, alteração do pH, etc. têm sido utilizadas para obter uma melhor dissolução e biodisponibilidade de drogas pouco solúveis (21). As mais recentes e novas tecnologias de distribuição de drogas desenvolvidas nos últimos anos para a melhoria da biodisponibilidade de drogas insolúveis são: (I) Sistemas de distribuição à base de lípidos, nomeadamente Soluções Lipídicas, Emulsões Lipídicas, Microemulsões, Formulações Lipídicas Auto-Dispersas (SDLF), Sistemas de Distribuição de Drogas Auto-Emulsificantes (SEDDS), Sistemas de Distribuição de Drogas Auto-Microemulsificantes (SMEDDS) (II)Nanosização por precipitação, nomeadamente Precipitação Evaporativa em Solução Aquosa (EPAS), Precipitação Controlada, Tecnologias de Fluidos Criogénicos e Supercríticos, etc (17- 22).

Os excipientes poliméricos são normalmente usados para sistemas de libertação controlada, como um revestimento para partículas de fármacos pela técnica de micro encapsulamento e uma matriz na qual o material do fármaco pode ser incorporado. Há uma enorme selecção de polímeros acessíveis para formas de dosagem de uso. Partindo do hidrofílico para o hidrofóbico. A utilização de polímeros em formas de dosagem é tão diversa como a dos polímeros, nos quais podem ser naturais, sintéticos e semi-sintéticos. Todos os produtos farmacêuticos preparados para a libertação interna de fármacos por via oral, através de sistemas de libertação imediata ou constante ou proibidos, e as formas de dosagem sob a forma de suspensão firme a seco ou líquida, devem ser fabricados sob a inerente singularidade de Gastro Intestinal h a maquilhagem, farmacocinética, farmacodímica. A concepção das formas de dosagem é importante para o sucesso de um passo sistémico em direcção à expansão vitoriosa para produtos admitidos oralmente.

O racional fundamental da libertação de medicamentos proscritos é modificar a propriedade farmacocinética e farmacodinâmica dos medicamentos, através de um novo sistema de administração de medicamentos e também alterando o factor fisiológico e a estrutura molecular na via de administração seleccionada. A duração do efeito do fármaco aumenta como propriedade dosadora de uma forma de dosagem controlada de taxa e diminui ou não possui de todo os activos moieties. A concepção eletiva de sistemas de libertação controlada impõe uma compreensão completa da farmacodinâmica e farmacocinética dos fármacos.

Princípio Subjacente ao Sistema de Libertação Sustentada/Controlada

O racional fundamental da técnica de distribuição de medicamentos proscritos é modificar o ADME e a propriedade dos medicamentos, significa utilizar técnicas modernas de sistemas de distribuição de medicamentos, e com alteração do factor fisiológico e da estrutura molecular na via de administração seleccionada. A duração do efeito do fármaco aumenta à medida que as técnicas de administração de fármacos proscritos se tornam activos de dosagem.

A administração frequente de um sistema normal de administração de medicamentos pode ser superada.

- Fazer uso de uma droga menos total.
- Reduzir ou erradicar os efeitos secundários locais ou sistémicos.
- Reduz o acreção de fármacos com doseamento crónico.
- Obter menos latentes de redução na actividade de medicamentos com uso crónico.
- Melhor competência no tratamento de doentes.
- Tratar a situação mais rapidamente.
- Biodisponibilidade de alguns medicamentos Melhorado

Tendências recentes no sistema de distribuição sustentada de medicamentos

Forma de dosagem de S.R. categorizada como:

- Tipo de unidade única
- Tipo de unidade múltipla

- Tipo Mucoadhesive

Formas de dosagem de unidades múltiplas: Oferece inúmeras vantagens para a libertação imediata de um dos medicamentos ou parte do mesmo fármaco, enquanto que o fármaco restante ou partes do mesmo podem ser libertados de forma sustentada. Estas são úteis quando as interacções droga-excipientes e droga-droga são previsíveis com um único tipo de formulário de dosagem.

É categorizado como:

- Microgrânulos/feroides.

- Micro-miçangas

- Pellets.

- Micropartículas (Microesferas de microcápsulas)

Estas são partículas dispersas e ou partículas firmes com diâmetro 01-1000 μm. A droga é embebida ou coberta em polímero ou dissolvida em polímero. As microesferas ou microcápsulas podem ser obtidas dependendo do método de preparação, Nas microcápsulas o constituinte activo é restrito a uma cobertura oca de material polimérico. Das quais as microesferas oferecem vantagens significativas em relação a outras formas de dosagem S.R.

NOVO SISTEMA DE ENTREGA DE MEDICAMENTOS

A concepção do DDS controlado por via oral deve ter como principal objectivo alcançar uma biodisponibilidade mais previsível e aumentada. Actualmente, a maioria dos cientistas farmacêuticos está envolvida no desenvolvimento do DDS ideal. Este sistema ideal deveria ter a vantagem de dose única durante toda a duração do tratamento e deveria entregar o medicamento activo directamente no local específico. Os cientistas conseguiram desenvolver um sistema e este encoraja os cientistas a desenvolver sistemas de libertação de controlo. A libertação controlada implica a previsibilidade e reprodutibilidade para controlar a libertação do fármaco, a conc. em tecido alvo e a optimização do efeito terapêutico de um fármaco através do controlo da sua libertação no corpo com dose mais baixa e menos frequente. No entanto, esta abordagem é tratada com várias dificuldades fisiológicas, tais como na capacidade de conter e localizar o sistema de libertação controlada de fármacos dentro da região desejada do GIT devido ao esvaziamento gástrico tovariável e à motilidade. Além disso, o relativamente breve GET em humanos, que normalmente se prolonga em média 2-3 horas através da zona de absorção principal, ou seja, estômago e parte superior do intestino, pode resultar na libertação incompleta do sistema de administração de fármacos, levando a uma eficácia reduzida da dose administrada. Portanto, o controlo da colocação de um DDS numa região específica do tracto gastrointestinal oferece vantagens para uma variedade de medicamentos importantes caracterizados por uma estreita janela de absorção no GIT ou medicamentos com um problema de estabilidade.

SISTEMA DE ENTREGA CONTROLADA DE MEDICAMENTOS

Os sistemas de libertação controlada incluem qualquer sistema de entrega de droga que "alcance uma libertação lenta da droga durante um período de tempo prolongado". Se o sistema puder fornecer algum controlo, quer seja de natureza temporal ou espacial, por outras palavras, se o sistema for bem sucedido na manutenção de cinética previsível e reprodutível no tecido ou célula alvo, é considerado como um sistema de libertação controlada. Se o sistema apenas prolongar a duração da libertação sem cinética reprodutível, é considerado como um sistema de libertação prolongada. Isto implica que a taxa de libertação deve ser independente da quantidade de droga remanescente na forma de dosagem e constante ao longo do tempo, ou seja, segue uma cinética de ordem zero.

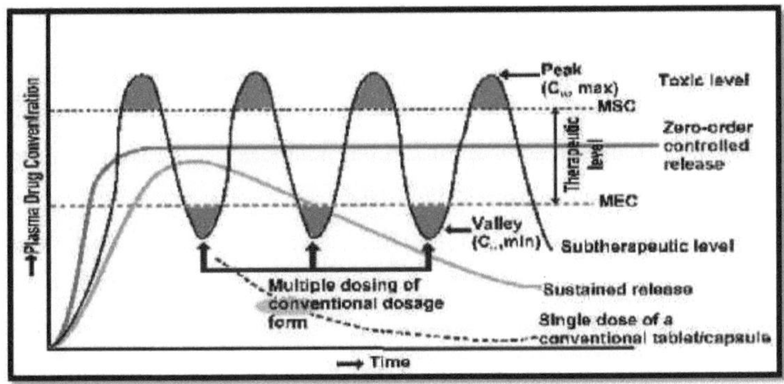

Fig. Entrega de medicamentos e obtenção de libertação de fármacos na janela terapêutica

FORMAS DE DOSAGEM DE UNIDADES MÚLTIPLAS

Foram feitos avanços significativos no desenvolvimento de sistemas elegantes para modificar o fornecimento de medicamentos por via oral. Uma abordagem relativamente mais recente que surgiu é a que combina as características tanto dos comprimidos de libertação controlada como das cápsulas de libertação modificada numa forma de dosagem conhecida como forma de dosagem múltipla unitária. Os comprimidos são de facto a forma de dosagem sólida mais popular para administração oral. Uma categoria de formulações de comprimidos que ganhou notável importância na terapêutica medicamentosa devido a vários benefícios que oferece é a das formulações de libertação controlada ou modificada. Os sistemas de medicamentos convencionais que necessitam de dosagem frequente estão sempre com problemas. Assim, há um impulso na área da investigação farmacêutica para desenvolver novas formulações, o que irá aumentar a eficácia terapêutica do fármaco existente. Isto é menos dispendioso em comparação com a descoberta de novos fármacos. Nos últimos anos, o sistema multipariculado de administração de fármacos surgiu como um instrumento para a administração dos fármacos. Estas formas desempenham um papel importante na concepção de formas de dosagem sólidas devido às suas propriedades características e flexibilidade encontradas no seu fabrico. A utilização de microbalões como veículo no sistema multipariculado de distribuição de fármacos tem recebido uma atenção significativa.

As formas de dosagem peroral para libertação de fármacos modificados são classificadas em formas de dosagem unitárias ou múltiplas. Pós, grânulos, micropartículas ou microesferas, microcápsulas, pellets, microbalões são considerados como formas de dosagem unitárias múltiplas (MUDFs). As formas de dosagem multiparticulada são formulações farmacêuticas nas quais a substância activa está presente como um número de pequenas subunidades independentes com diâmetro de 0,05-2,00 mm. Para fornecer a dose total recomendada, estas subunidades são enchidas numa cápsula ou comprimidas num comprimido. Em comparação com as formas de dosagem unitária (SUDF, por exemplo, comprimidos revestidos de entérico), consistem em múltiplas partículas ou desintegram-se rapidamente em partículas após a ingestão. Os MUDFs têm muitas vantagens:

1. Devido ao pequeno tamanho (< 2 mm) são capazes de passar o piloro continuamente mesmo em condições fechadas do esfíncter e, portanto, distribuir uniformemente em todo o tracto gastrointestinal (GIT) e mostrar uma diminuição gradual da quantidade presente no estômago. Como resultado, a irritação local e os efeitos secundários são reduzidos e são atingidos níveis plasmáticos mais consistentes.

2. A libertação modificada de drogas é frequentemente conseguida através de revestimento. O risco de defeitos nos revestimentos de SUDF, tais como rachaduras, causa intoxicação devido a "dumping de dose". Os MUDF revestidos impedem o risco de 'dumping de dose' devido à utilização de múltiplas partículas.

3. Os MUDFs podem ser concebidos de várias maneiras: Uma forma de dosagem pode ser composta por granulados contendo diferentes (incompatíveis) ingredientes farmacêuticos activos (APIs) ou partículas com diferentes comportamentos de dissolução

Portanto, os MUDFs são as formas de dosagem preferidas. Os MUDFs também têm desvantagens. A principal desvantagem é o complexo processo de produção. Além disso, os MUDFs podem ser maiores em volume do que os comprimidos, o que pode afectar a adesão do paciente. No entanto, os MUDFs em geral têm ganho cada vez mais importância ao longo dos anos devido às suas vantagens distintivas tanto em aspectos tecnológicos como farmacológicos.

Nos últimos anos, tem sido dada uma ênfase considerável ao desenvolvimento de novos sistemas de distribuição de drogas de base microbalão, a fim de modificar e controlar o comportamento de libertação das drogas. Através da incorporação num sistema de transporte, é possível alterar o índice terapêutico e a duração da actividade dos fármacos. O interesse cada vez maior entre os consumidores no que diz respeito aos cuidados com a pele e produtos de tratamento da pele tem sido fomentado pela utilização generalizada de ingredientes como α-ácidos hidróxicos e vitaminas em produtos tópicos, que podem induzir benefícios perceptíveis e demonstráveis - especialmente no envelhecimento ou na pele foto-danificada. Embora bastante úteis, em muitos casos, estes ingredientes podem produzir irritação; tal irritação pode ser percebida como ardor, picada ou vermelhidão e ocorre particularmente em indivíduos com pele sensível.

Reconhecendo este problema, os formuladores tentaram lidar com este problema através de um dos dois métodos. Reduziram a concentração de tais ingredientes, mas no processo, sacrificaram a sua eficácia. Também modificaram o veículo de modo a tornar o produto mais emoliente ou compatível com a pele.

MECANISMO DE LIBERTAÇÃO DE FÁRMACOS A PARTIR DE MÚLTIPLAS PARTÍCULAS

O mecanismo de libertação de drogas a partir de multiparticulados pode ocorrer das seguintes formas: Difusão Em contacto com fluidos aquosos no tracto gastrointestinal (GIT), a água difunde-se para o interior da partícula. A dissolução da droga ocorre e as soluções medicamentosas difundem-se através da camada de libertação para o exterior. Erosão Alguns revestimentos podem ser concebidos para se desgastarem gradualmente com o tempo, libertando assim a droga contida no interior da partícula. Osmose Ao permitir a entrada de água nas circunstâncias certas, pode ser acumulada uma pressão osmótica dentro do interior da partícula. A droga é forçada a sair da partícula para o exterior através do revestimento

1 . DESENHO DE SISTEMAS MULTIPARTICULARES DE ENTREGA DE DROGAS O objectivo de conceber uma forma de dosagem multiparticulada é desenvolver uma formulação fiável que tenha todas as vantagens de uma única unidade de formulação e, no entanto, desprovida do perigo de alteração do perfil de libertação de fármacos e do comportamento da formulação devido à variação de unidade para unidade, alteração do pH gastro -luminal e da população enzimática. Uma visão geralmente aceite é que os sistemas

multiparticulados têm melhor desempenho in vivo do que o sistema de unidade única, uma vez que espalham populações no cólon e aumentando o gradiente de pH têm sido extensivamente explorados como mecanismo desencadeador, a fim de iniciar a libertação de fármacos específicos do cólon.

MICROBALÕES: PEQUENAS PARTÍCULAS COM ALTA POROSIDADE

Os sistemas de distribuição de microbalões são microesferas poliméricas uniformes, esféricas e porosas com uma miríade de vazios interligados de tamanho de partícula de 5-300μm. Estas micro-bolas têm a capacidade de prender uma vasta gama de ingredientes activos tais como emolientes, fragrâncias, óleos essenciais, protectores solares e anti-infecciosos, etc. e depois libertam-nos na pele ao longo do tempo e em resposta ao gatilho (Sergio Nacht., 1992). Os microporos dentro das esferas compreendem uma densidade total de poros de aproximadamente 1mL/g, e um comprimento de poros de 10 pés para uma retenção extensiva de medicamentos. Além disso, estas microesferas porosas com ingredientes activos podem ser incorporadas em formulações como cremes, loções e pós (Patel G., 2008). Um sistema de entrega de micro-bolas (MDS) é, altamente reticulado, poroso e polimérico, consistindo em microesferas porosas que podem prender uma vasta gama de activos e depois libertá-los ao longo do tempo e em resposta ao gatilho (Chowdary *et al.*, 2004).

As microbalões têm vantagens sobre outros portadores como as microcápsulas e os lipossomas. As microcápsulas não conseguem normalmente controlar a taxa de libertação de activos. Uma vez rompida a parede, os activos contidos nas microcápsulas começam a soltar-se. Os lipossomas sofrem de desvantagens como a menor carga útil, formulação difícil, e estabilidade química e microbiana limitada. O sistema de microbalões é estável na gama de pH 1 a 11, temperatura até 130oC e compatível com a maioria dos veículos e ingredientes. Os microbalões são autoesterilizantes (uma vez que o tamanho médio dos poros é de 0,25 μm onde as bactérias não conseguem penetrar), têm uma carga útil mais elevada (50 a 60%), continuam a fluir livremente e podem ser rentáveis.

Os sistemas de micro esferas são baseados em microesferas microscópicas, à base de polímeros que podem ligar, suspender ou prender uma grande variedade de substâncias e podem ser incorporados em produtos, tais como gel, creme, líquido ou formas de dosagem oral sólida. Uma única micro-bola é tão minúscula, medindo menos de um milésimo de polegada de diâmetro. Como uma verdadeira esponja, cada micro-balão consiste numa miríade de vazios de interligação dentro de uma estrutura não dobrável que pode aceitar uma grande variedade de substâncias. A superfície exterior é tipicamente porosa, permitindo o fluxo controlado de substâncias que entram e saem da esfera. Várias características primárias, ou parâmetros, do sistema de microbalões podem ser definidos durante a fase   produção para obter esferas que são adaptadas a aplicações específicas de produtos e compatibilidade de veículos.

Um sistema de microbalões oferece o potencial de reter ingredientes activos num ambiente protegido e proporcionar uma entrega controlada na pele ao longo do tempo, bem como medicação oral ao tracto gastrointestinal inferior (IG), onde será libertada após exposição a enzimas específicas no cólon.

As partículas de microbalões são esferas extremamente pequenas, inertes e indestrutíveis que não passam através da pele. Em vez disso, recolhem-se nos pequenos recantos da pele e libertam lentamente a droga aprisionada, à medida que a pele dela necessita. O sistema de micro esferas pode impedir a acumulação excessiva de ingredientes dentro da epiderme e da derme. Potencialmente, o sistema de microbalões pode reduzir significativamente a irritação dos fármacos eficazes sem reduzir a sua eficácia. As esferas vazias são então lavadas com a limpeza seguinte. O sistema de distribuição de microbalões preenche estes requisitos e resultou numa nova geração de produtos muito bem tolerados e altamente eficazes e inovadores. Estes produtos são tipicamente apresentados ao consumidor em formas convencionais como cremes, géis ou loções e contêm uma concentração relativamente elevada de ingredientes activos.

Microbalões são sistemas de entrega poliméricos patenteados que consistem em microesferas porosas que podem prender uma vasta gama de ingredientes activos tais como emolientes, fragrâncias, óleos essenciais, protectores solares, e agentes anti-infecciosos, anti-fungos e anti-inflamatórios. Como uma verdadeira esponja, cada microesfera consiste numa miríade de vazios de interligação dentro de uma estrutura não colapsável, com uma grande superfície porosa. A tecnologia das micro esferas foi desenvolvida pela Won em 1987, e as patentes originais foram atribuídas à Advanced Polymer Systems, Inc.[4] Esta empresa desenvolveu um grande número de variações da técnica e aplicou-as aos cosméticos, bem como aos produtos farmacêuticos de venda livre (OTC) e de prescrição. Actualmente, esta interessante tecnologia foi licenciada à Cardinal Health, Inc., para utilização em produtos de actualidade.

O tamanho das micro-bolas pode variar, geralmente entre 5 - 300 µm de diâmetro, dependendo do grau de suavidade ou de pós-sentimento necessário para a fórmula final.

Embora o tamanho das micro-bolas possa variar, uma esfera típica de 25 µm pode ter até 250000 poros e uma estrutura interna de poros equivalente a 10 pés de comprimento, fornecendo um volume total de poros de cerca de 1 ml/g. Isto resulta num grande reservatório dentro de cada microbalão, que pode ser carregado com até ao seu próprio peso de agente activo. As partículas das microbalões em si são demasiado grandes para serem absorvidas pela pele e isto acrescenta uma medida de segurança a estes materiais das microbalões. Outra preocupação de segurança é a potencial contaminação bacteriana dos materiais aprisionados nas microbalões. Como o tamanho do diâmetro do poro é menor, as bactérias entre 0,007 e 0,2µm não conseguem penetrar na estrutura do túnel das micro-bolas.

Mecanismo de entrega de medicamentos *através de* microbalões

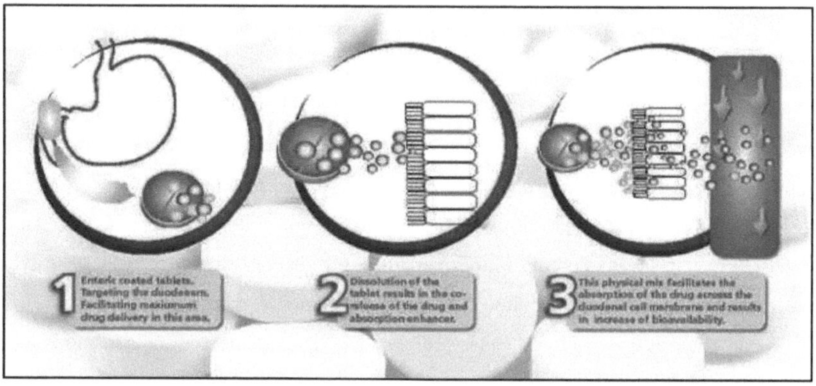

Fig. Mecanismo de distribuição de drogas através de microbalões

As microbalões distribuem no estômago e as sequencialmente entram na circulação para conseguir uma entrega controlada da droga, como mostra a figura.

Vantagens potenciais do sistema de distribuição de drogas microbalões

- As microcápsulas não conseguem normalmente controlar a taxa de libertação dos ingredientes farmacêuticos activos (API). Uma vez rompida a parede, o API contido dentro das microcápsulas será libertado.

- Os lipossomas sofrem de uma menor carga salarial, formulação difícil, estabilidade química limitada, e instabilidade microbiana.

- O MDS tem estabilidade sobre uma gama de pH de 1 - 11.

- Estável até à temperatura 130 ° C.

- A carga salarial é de até 50 - 60%.

- Fluxo livre e rentável.

- As micro-bolas são esferas microscópicas capazes de absorver as secreções cutâneas, reduzindo, portanto, a oleosidade e o brilho da pele.

Propriedades dos activos para o aprisionamento em microbalões

• Deve ser totalmente miscível num monómero ou capaz de se tornar miscível através da adição de uma pequena quantidade de um solvente imiscível em água.

• Deve ser imiscível à água ou, no máximo, apenas ligeiramente solúvel.

• Deve ser inerte aos monómeros e não deve aumentar a viscosidade da mistura durante a formulação.

• Deve ser estável quando em contacto com o catalisador de polimerização e em condições de polimerização.

• A estrutura esférica dos microbalões não deve colapsar.

Preparação de Microbalões

O carregamento de drogas em microbalões pode ser afectado de duas formas, processo de uma etapa ou por processo de duas etapas; com base nas propriedades físico-químicas da droga a ser carregada. Se a droga for tipicamente um material inerte não polar, criará uma estrutura porosa. Tal droga é chamada porogénio. A droga porogénica, que não impede a polimerização nem se torna activada por ela e estável aos radicais livres, é aprisionada por um processo de uma etapa.

Polimerização em suspensão líquido-líquido

As microbalões são convenientemente preparadas por polimerização em suspensão líquido-líquido. A polimerização do estireno ou metacrilato de metilo é realizada em frasco de fundo redondo. É feita uma solução de droga no monómero, à qual é adicionada uma fase aquosa, geralmente contendo tensioactivo e dispersante para promover a suspensão. A polimerização é efectuada, uma vez estabelecida a suspensão com as gotas discretas do tamanho desejado, activando os monómeros quer por catálise quer por aumento de temperatura.

Quando a droga é sensível às condições de polimerização, é utilizado um processo em duas etapas. A polimerização é realizada utilizando porógeno substituto e é substituída pela substância funcional em condições experimentais suaves (Won 1992).

Difusão de solvente de quase-emulsão

As microbalões também podem ser preparadas pelo método de difusão de solvente de quase-emulsão utilizando as diferentes quantidades de polímeros. Para preparar a fase interior, o polímero é dissolvido em álcool etílico. Em seguida, a droga pode ser adicionada à solução e dissolvida sob ultra-sons a 35 ^{o}C. A fase interna é vertida na solução de PVA em água (fase externa). Após 8 horas de agitação, as micro-bolas foram formadas devido à remoção do álcool etílico do sistema. As microbalões foram filtradas e secas a 40°C durante 12 horas (Orlu *et al.*, 2006).

As várias etapas envolvidas na preparação de microbalões são resumidas como se segue:

Passo 1: Selecção do monómero, bem como a combinação de monómeros.
Passo 2: Formação de monómeros em cadeia à medida que a polimerização começa.

Passo 3: Formações de escadas como resultado da ligação cruzada entre monómeros de

corrente. Etapa 4: Dobra de escada de monómero para formar partículas esféricas.

Passo 5: A aglomeração de microesferas leva à produção de cachos de microesferas. Etapa 6:

Aglomeração de cachos para produzir microesferas

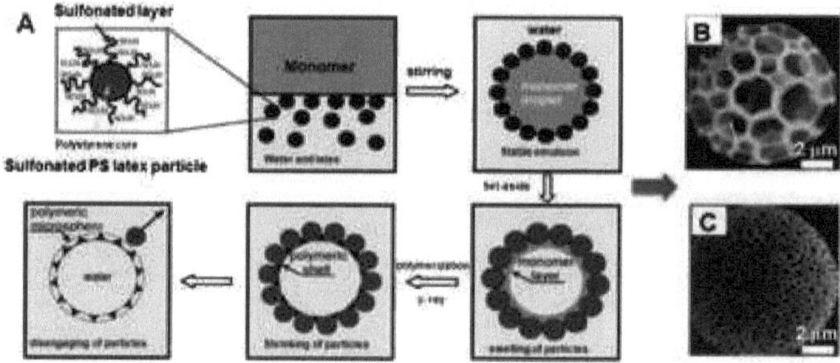

Fig. **Passos envolvidos na preparação de microbalões**

Caracterização de microbalões

Determinação do tamanho das partículas

A análise granulométrica de microbalões carregados e descarregados pode ser realizada por difracometria de luz laser ou por qualquer outro método adequado. Os valores (*d50*) podem ser expressos para todas as formulações como gama de tamanho médio. A percentagem acumulada de libertação de fármacos de microbalões de tamanho de partícula diferente é traçada contra o tempo para estudar o efeito do tamanho da partícula na libertação de fármacos. Partículas maiores do que 70 µm podem transmitir uma sensação de grão e, portanto, partículas de tamanhos entre 10-70 µm são preferíveis a serem utilizadas na formulação tópica final (Martin 1991).

Morfologia e topografia de superfície de microbalões

Para a morfologia e topografia de superfície, as microbalões podem ser revestidas com paládio dourado sob uma atmosfera de argônio à temperatura ambiente e depois a morfologia de superfície das microbalões pode ser estudada por microscopia electrónica de varrimento (SEM). A MEV de uma partícula fracturada de microbalão também pode ser tomada para ilustrar a sua ultraestrutura (Emanuele *et al.*, 1995).

Determinação da eficiência de carregamento e rendimento de produção

A eficiência de carga (%) dos microbalões pode ser calculada de acordo com a seguinte equação:

$$\text{Loading efficiency} = \frac{\text{Actual Drug Content in Microsponges}}{\text{Therotical Drug Content}} \times 100 \quad - \textit{Eqn no.(1)}$$

O rendimento da produção das micropartículas pode ser determinado calculando com precisão o peso inicial das matérias-primas e o último peso das microbalões obtidas (Kilicarslan e Baykara 2003).

$$\text{Production Yield (PY)} = \frac{\text{Practical Mass of Microsponges}}{\text{Therotical Mass (polymer + drug)}} \times 100 \quad - \textit{Eqn no.(2)}$$

Estudos de compatibilidade

A compatibilidade do medicamento com adjuvantes de reacção pode ser estudada por cromatografia de camada fina (TLC) e espectroscopia de infravermelhos de transformação de fourier (FT-IR). O efeito da polimerização na cristalinidade do fármaco pode ser estudado por difracção de raios X em pó (XRD) e Colorimetria Exploratória Diferencial (DSC) (Jones *et al.*, 1995).

Droga encerrada no sistema de distribuição de drogas microbalões [19-23]:

- Ketoprofen
- Peróxido de benzilo
- Retinol
- Fluconazole
- Ibuprofeno
- Tretinoin
- **Trolamina**

Aplicações de Entrega com base em Microbalões

🕘 **Sistemas de Entrega de Microbalões para Disparo de Drogas**

- ***Entrega tópica de medicamentos utilizando tecnologia de microbalões***

O fornecimento microesponjoso de peróxido de benzoílo foi desenvolvido utilizando um método de difusão de solvente de emulsão, através da adição de uma fase interna orgânica contendo peróxido de benzoílo, etilcelulose, e diclorometano numa fase aquosa agitada contendo álcool polivinílico[23], e por polimerização em suspensão de estireno e divinil benzeno[24,25]. O sistema preso libertou o medicamento a um ritmo mais lento do que o sistema que continha BPO livre. O sistema de administração tópica com redução da irritação foi desenvolvido com sucesso. [26] Uma nova formulação de Hidroquinona (HQ) 4%, com retinol 0,15%, preso em reservatórios de microbalões, foi desenvolvida para libertar HQ gradualmente, para prolongar a exposição ao tratamento e para minimizar a irritação cutânea. A segurança e eficácia deste produto foram avaliadas num estudo de 12 semanas, com rótulo aberto. Neste estudo de rótulo aberto, o HQ 4% com retinol 0,15% era seguro e eficaz.[27] Foi observado que o sistema micropongénico para a libertação tópica de gel de fluconazol tinha o potencial de prolongar a libertação.[28] Foi desenvolvido e testado um sistema MDS para ácido retinóico para a libertação de fármacos e eficácia anti-acne. Estatisticamente significativo, foram obtidas maiores reduções nas lesões inflamatórias e não-inflamatórias com tretinoína presa nos microbalões[29] Analgésicos tópicos, anti-inflamatórios, e drogas contra-irritantes num microbalão® são utilizados para a gestão do sistema músculo-esquelético[30].

- ***Entrega oral de medicamentos utilizando tecnologia de microbalões***

Em aplicações orais, o sistema de microbalões tem demonstrado aumentar a taxa de solubilização de drogas pouco solúveis em água ao prender tais drogas nos poros do sistema de microbalões. Como estes poros são muito pequenos, a droga é de facto reduzida a partículas microscópicas e o aumento significativo da área de superfície aumenta assim grandemente a taxa de solubilização. O fornecimento oral controlado de microbalões de ibuprofeno é conseguido com um polímero acrílico, eudragit RS, alterando a sua densidade intraparticular [31] A formulação de libertação sustentada de maleato de clorfeniramina, utilizando microbalões revestidos a pó, é preparada pelo impacto seco

Método de mistura, para a administração oral de medicamentos [32]. A administração oral controlada do Ketoprofen preparado pelo método de difusão de solvente quase-emulsão com Eudragit RS 100 e depois comprimidos de micro-bolas foram preparados pelo método de compressão directa. Os resultados indicaram que a compressibilidade foi muito melhorada na mistura física da droga e do polímero; devido à deformação plástica da estrutura tipo esponja das micro-balões, produzindo

[18] Colon-specific, entrega controlada de flurbiprofeno, foi conduzido utilizando um sistema

comercial Microballons® 5640. Estudos *in vitro* demonstraram que as formulações de comprimidos específicos de cólon revestidos por compressão começaram a libertar o fármaco na oitava hora, correspondendo à hora de chegada do cólon proximal, devido à adição da enzima, seguindo um padrão de libertação modificado, enquanto que a libertação do fármaco a partir das formulações específicas de cólon preparadas por tapagem dos poros dos microbalões mostrou um aumento na oitava hora, que foi o momento em que a adição da enzima foi feita[33].

🕐 **Sistemas de Entrega de Microbalões para Engenharia de Ossos e Tecidos**

Os compostos de substitutos ósseos foram obtidos misturando pós pré-polimerizados de polimetilmetacrilato e monómero líquido de metilmetacrilato com duas dispersões aquosas de grãos de fosfato a-trical de cálcio e pós de hidroxiapatite com deficiência de cálcio. Os compósitos finais pareciam ser porosos e actuavam como microbalões [34]. O factor de crescimento básico do fibroblasto (bFGF) incorporado numa folha de esponja de colagénio foi sustentado e libertado na sub-cútis do rato de acordo com a biodegradação da matriz da esponja, e exibiu actividade angiogénica local de forma dosedogénica. A injecção intra-muscular de micro-bolas de colagénio incorporando bFGF, induziu um aumento significativo do fluxo sanguíneo, no membro posterior isquémico murino, que nunca poderia ter sido atingido pela injecção em bolus de bFGF. Estes resultados sugerem o significado e a utilidade terapêutica do colagénio tipo I como reservatório de bFGF[35]. Foi desenvolvido um material de enxerto biodegradável contendo as micro-bolas de colagénio para enxerto de tecido cardiovascular, uma vez que permitiria a regeneração do tecido autólogo do vaso [36]. Uma fina malha híbrida biodegradável de poli (ácido DL-láctico-co-glicólico) sintético (PLGA) e colagénio derivado naturalmente foi utilizada para uma cultura tridimensional de fibroblastos de pele humana. A malha híbrida foi construída através da formação de micro-bolas de colagénio em forma de teia nas aberturas de uma malha tricotada de PLGA[37]. Um remendo com engenharia de tecidos feito do nosso polímero biodegradável e de micro-bolas de colagénio forneceu uma boa regeneração *in situ* tanto na parede venosa como arterial, sugerindo que este remendo poderia ser usado como um novo material cirúrgico para a reparação do sistema cardiovascular[38].

• *Potenciais aplicações de sistemas de microbalões*

As microbalões são amplamente utilizadas para desenvolver medicamentos e produtos cosméticos para administração tópica e, recentemente, para administração oral [Quadro 2]. Estes são concebidos para administrar o medicamento eficientemente na dose mínima e também para aumentar a estabilidade, reduzir os efeitos secundários, e modificar o medicamento.

lançamento [40].

Tabela : Lista de produtos comercializados que utilizam o sistema de distribuição de medicamentos microbalões

Agentes activos	Aplicações
Protectores solares	Eficácia do produto de longa duração, com melhor protecção contra queimaduras solares e lesões relacionadas com o sol, mesmo em concentrações elevadas e com redução irritação e sensibilização.
Anti-acne, por exemplo, peróxido de Benzoyl	Manutenção da eficácia com diminuição da irritação cutânea e sensibilização
Anti-inflamatório e.g. hidrocortisona	Actividade de longa duração com redução de alergia cutânea resposta e dermatoses
Anti-fúngicos	Libertação sustentada de activos
Anti-caspa, por exemplo, piritiona de zinco, sulfureto de selénio	Redução do odor desagradável com menor irritação e maior segurança e Eficácia
Antipruríticos	Actividade ampliada e melhorada
Despigmentar a pele agentes, e.g., hidroquinona	Melhor estabilização contra a oxidação com maior eficácia e apelo estético
Rubefacientes	Actividade prolongada com redução da oleosidade de irritação e odor

Modulação de lançamento (Pradhan S. K., 2011)

Em geral, as microbalões retardam a libertação da droga. Vários grupos estudaram a libertação de activos de tais sistemas. Alguns estudos mostraram uma taxa melhorada de libertação, aumentando a razão activa/polímero e baixando a espessura da parede de polímero. No entanto, estes resultados não são apoiados por outro conjunto de estudos. Assim, parece haver muitos outros factores que afectam a libertação do fármaco a partir das micro-bolas. Outro parâmetro importante que rege a libertação parece ser o diâmetro dos poros. Contudo, outro estudo demonstrou que mesmo a porosidade global (incluindo o diâmetro do poro e o número de poros) também afecta a libertação do fármaco. As partículas de microbalões têm uma estrutura aberta e o activo é livre de entrar e sair das partículas e entrar no veículo até se atingir o equilíbrio. Uma vez que o produto acabado é aplicado na pele, o activo que já está no veículo será absorvido pela pele, esgotando o veículo, que se tornará insaturado, perturbando assim o equilíbrio. Isto iniciará um fluxo do activo das partículas de microbalão para o veículo e deste para a pele até que o veículo esteja seco ou absorvido.

Mesmo depois disso, as partículas de microbalões retidas na superfície do estrato córneo continuarão a libertar gradualmente o activo para a pele, proporcionando uma libertação prolongada ao longo do tempo. Se o activo for demasiado solúvel no veículo desejado durante a composição dos produtos acabados, os produtos não proporcionarão os benefícios desejados de libertação gradual. Em vez disso, comportar-se-ão como se o activo fosse adicionado ao veículo numa forma livre. Por conseguinte, ao formular armadilhas de micro-bolas, é importante conceber um veículo que tenha um poder solubilizante mínimo para os activos. Ao utilizar armadilhas de microbalões, alguma solubilidade do activo no veículo é aceitável porque o veículo pode fornecer a dose inicial de carga do activo até à libertação das microbalões. Outra forma evitar a lixiviação prematura indesejável do activo do polímero microbalão é formular o produto com algum activo livre e algum activo preso, para que o veículo esteja pré-saturado. Neste caso, não haverá qualquer lixiviação da forma activa do polímero durante a composição. A taxa de libertação activa dependerá em última análise não só do coeficiente de partição do ingrediente activo entre o polímero e o veículo (ou a pele), mas também de alguns dos parâmetros que caracterizam as esferas. Exemplos destes incluem a área de superfície e, principalmente, o diâmetro médio dos poros. A libertação também pode ser controlada através de difusão ou outros desencadeadores, tais como humidade, pH, fricção ou temperatura.

Lançamento programável (D'souza J. I., 2008)

Através da manipulação adequada dos parâmetros programáveis acima mencionados, as microbalões podem ser concebidas para libertar determinada quantidade de ingredientes activos ao longo do tempo, em resposta a um ou mais gatilhos externos.

1. Pressão: A fricção/pressão aplicada pode libertar ingrediente activo de microbalões na pele.

2. Mudança de temperatura: Alguns activos aprisionados podem ser demasiado viscosos à temperatura ambiente para fluir espontaneamente de microbalões para a pele. O aumento da temperatura da pele pode resultar num aumento da taxa de fluxo e, consequentemente, na sua libertação.

3. Solubilidade: Microbalões carregados com ingredientes solúveis em água como anti-perspirantes e anti-sépticos libertarão o ingrediente na presença de água. A libertação pode também ser activada por difusão tendo em consideração o coeficiente de partição do ingrediente entre as micro-bolas e o sistema externo.

4. Sistemas desencadeados por pH: A activação da libertação baseada no pH do activo pode ser conseguida através da modificação do revestimento das micro-bolas. Isto tem muitas

aplicações no fornecimento de medicamentos. **Consideração de Formulação** (D'souza J. I., 2008)

Os activos presos no MDS podem então ser incorporados em muitos produtos tais como cremes, loções, pós e sabões. Ao formular o veículo, certas considerações são tidas em conta a fim de alcançar as características desejadas do produto.

1.   A solubilidade dos activos no veículo deve ser limitada. Caso contrário, o veículo irá esgotar as micro-bolas antes da aplicação.

2.   Para evitar problemas cosméticos não devem ser incorporados no veículo mais de 10 a 12% p/p de microbalões.

3.   O desenho de polímeros e a carga útil das microbalões para o activo devem ser optimizados para a taxa de libertação necessária para um determinado período de tempo.

Cloridrato de Ondansetron: Um antagonista competitivo dos receptores de serotonina tipo 3. É eficaz no tratamento de náuseas e vómitos causados por quimioterápicos citotóxicos, incluindo cisplatina, e tem relatado propriedades ansiolíticas e neurolépticas.

Farmacodinâmica

Ondansetron é um antagonista dos receptores de serotonina 5-HT3 altamente específico e selectivo, sem actividade noutros receptores de serotonina conhecidos e com baixa afinidade pelos receptores de dopamina. Os receptores de serontonina 5-HT3 estão localizados nos terminais nervosos do vagus na periferia, e centralmente na zona de desencadeamento quimiorreceptora da área postrema. A relação temporal entre a acção emetogénica dos medicamentos emetogénicos e a libertação de serotonina, bem como a eficácia dos agentes antieméticos sugerem que os agentes quimioterápicos libertam serotonina das células enterocromafínicas do intestino delgado, provocando alterações degenerativas no tracto gastrointestinal. A serotonina estimula então os receptores nervosos vagais e esplâncnicos que se projectam para o centro de vómitos medular, bem como os receptores 5-HT3 na área postrema, iniciando assim o reflexo do vómito, causando náuseas e vómitos.

Farmacologia

Mecanismo de acção

Ondansetron é um antagonista selectivo dos receptores de serotonina 5-HT3. A actividade antiemética da droga é provocada pela inibição dos receptores de 5-HT3 presentes tanto centralmente (zona quimiorreceptora medular) como perifericamente (tracto gastrointestinal).

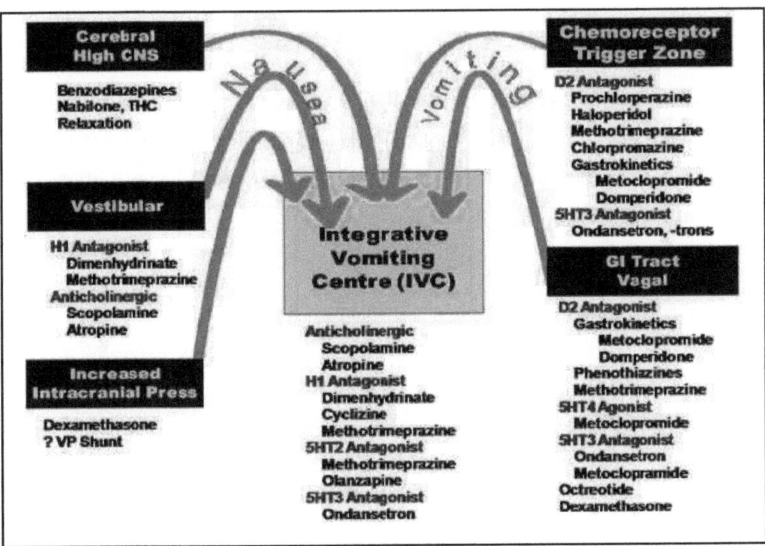

Figura 4. Mecanismo de acção Ondensetron

Esta inibição dos receptores 5-HT3, por sua vez, inibe a estimulação visceral aferente do centro vómito, provavelmente indirectamente ao nível da área postrema, bem como através da inibição directa da actividade da serotonina dentro da área postrema e da zona de desencadeamento do quimiorreceptor. É um antiemético muito importante para a quimioterapia oncológica; também utilizado pós-operatoriamente para reduzir o vómito.

RATIONALE

O cloridrato de Ondansetron, um antagonista de 5 HT3 é um poderoso medicamento antiemético que tem uma biodisponibilidade oral de 60% devido ao metabolismo hepático de primeira passagem e tem uma meia-vida curta de 5 h. Para superar o inconveniente acima referido, o presente estudo é proposto para formular e avaliar películas finas orais de cloridrato de ondansetron para uma administração sublingual eficiente.

Entre os fármacos actualmente em uso clínico encontram-se vários fármacos de estreita janela de absorção, fármacos que podem beneficiar da composição em sistemas de entrega de micropartículas de fármacos. A substituição da administração parenteral de fármacos por farmacoterapia oral melhoraria substancialmente o tratamento. Prevê-se que os sistemas de administração de micropartículas de fármacos possam melhorar esta possibilidade.

O objectivo do trabalho era conceber a forma de dosagem de múltiplas unidades como microbalões de um fármaco destinado à gestão de emeses. Ondansetron hydrochloride, um antagonista de 5 HT3, é um poderoso medicamento antiemético. Os microbalões oferecem numerosas vantagens para a libertação imediata de um dos fármacos ou parte do mesmo fármaco, enquanto que os restantes fármacos ou partes do mesmo podem ser libertados de forma sustentada. Estes são úteis quando as interacções droga-excipientes e droga-droga são previsíveis com um único tipo de forma de dosagem.

Portanto, o objectivo do presente trabalho é a formulação e avaliação de microbalões de cloridrato de Ondansetron para o tratamento da emese.

REVISÃO BIBLIOGRÁFICA

o **Jinuk et al. 2015** Desenvolveram um novo método para sintetizar uma película de poliimida de microponga (PI) com excelente estabilidade térmica, resistência química, e desempenho de isolamento térmico. A película de PI de microponga sintetizada tem células abertas com tamanhos entre 1 e 10 μm e uma porosidade de 76%. Além disso, a película contém várias camadas sobrepostas em múltiplas estruturas de grelha, o que complica as vias de transferência de calor. Assim, o coeficiente de transferência de calor da película PI de microponja é 67% inferior ao da película de poliimida existente (0,054 vs. 0,16 W/m-K). Os resultados mostram que a decomposição térmica (pirólise) da micropólise PI começa a 498 °C e a sua temperatura de transição vítrea é de 317 °C, o que indica uma excelente estabilidade térmica.

o **Jelvehgari et al. 2006** Prepararam e avaliaram micropartículas de etilcelulose contendo peróxido de Benzoyl (BPO) que foram capazes de controlar a libertação de BPO para a pele. As micropartículas de peróxido de benzoílo foram preparadas utilizando um método de difusão de solvente de emulsão, adicionando uma fase interna orgânica contendo peróxido de benzoílo, etil-celulose e diclorometano numa fase aquosa agitada contendo álcool polivinílico. O conteúdo da droga, a análise do tamanho das partículas e o rendimento da carga foram determinados nas micropartículas preparadas. As micropartículas de BPO foram então incorporadas em veículos padrão para estudos de libertação. A microscopia electrónica de varrimento foi utilizada para estudar a forma e morfologia das micropartículas. A micrografia das micro-ponjas mostrou que estas tinham forma esférica e continham poros. Estes poros resultavam da difusão de solvente da superfície das micropartículas e assim as partículas foram designadas como microponjas. Foi demonstrado que a razão droga:polímero, taxa de agitação, volume de fase dispersa influenciaram o tamanho das partículas e o comportamento de libertação da droga das micro-ponjas formadas e que a presença de emulsionante era essencial para a formação da micro-ponja.

o   **Iwai et al. 2004.** Desenvolveram e avaliaram a microponga de colagénio que permitiria a regeneração de tecido de vasos autólogos. Foi relatada a capacidade deste material para acelerar a celularização in situ com células musculares autólogas endoteliais e lisas, com e sem pré-celularização. O adesivo de poli(ácido láctico-coglicólico)-colagénio com e sem pré-celularização mostrou bons resultados histológicos

e durabilidade. Este adesivo mostra-se promissor como material de bioengenharia para promover a celularização in situ e a regeneração de tecido autólogo em cirurgia cardiovascular.

o   **Juergen Siepmann et al., 2006** Reviram abordagens imperativas utilizando micropartículas para melhorar a terapia medicamentosa, a fim de melhorar a competência de vários tratamentos médicos. Foi dada especial importância aos vários métodos de preparação de micropartículas.

o   **Majeti N et al., 2000** descobriram o conceito de micropartículas, que são descritas esféricas, ocas, lanças. Contudo, sinonimamente, tanto os termos microcápsulas como microesferas são utilizados para todos os tipos de micropartículas.

o   **Dey NS et al., 2010 Os** sistemas revistos de administração de medicamentos facilitam a adição de componentes activos em micropartículas. Por conseguinte, desde que haja abundantes benefícios curativos e comercializáveis. Os dispositivos de micropartículas apresentam benefícios vitais que contam com grande maleabilidade e maleabilidade das micropartículas.

o   **Reddy J et al., 2009** Formulou e avaliou micropartículas de Metronidazol e observou a libertação retardada de micropartículas de Metronidazol, utilizando CAP, HPMCP, EudragitL-100 e Eudragit S-100 como materiais de revestimento.

o   **Padalkar J et al., 2011** Formulado e avaliado Micropartículas para analisar o uso de vários polímeros para o transporte activo de moiety, para aumentar as vantagens curativas, e redução de resultados indesejados.

o   **Bhadke S et. al., 2006,** Formulado e avaliado de Micropartículas de Repaglinida por metodologia de gelificação utilizando vários polímeros para alargar a acção da droga e estudou vários parâmetros físico-químicos que afectam os caracteres das micropartículas.

o   **Jaspart S et. al., 2011** Estudou micropartículas lipídicas sólidas compostas de Salbutamol. Micropartículas preparadas com procedimento de emulsão a quente e avaliadas para vários parâmetros.

Madhav N.V. et.al.2010 revisto sobre aspectos relativos a micropartículas, também técnica de preparação. Também focou os vários parâmetros de avaliação.

o   **Mukherjee S et. al., 2006** Preparado sistema de micropartículas de Nifedipina de libertação controlada utilizando acetato de amido como polímero de controlo da taxa. As micropartículas preparadas foram submetidas a uma avaliação padrão.

o   **Amal H. El-Kamel et.al. 2005** O método preparado de micropartículas de libertação prolongada captopril envolve a evaporação do meio, por exemplo solvente, e estudou vários factores que afectam o procedimento. Como o peso mol. do polímero, o teor de polímero. Combinação de fármaco e polímero usado, em caracteres fisiológicos de micropartículas, tais como, propriedade de escoamento, morfologia, tamanho das partículas e características de libertação do fármaco.

o   **Duane T. Birnbaum et al., 2010** Preparou microesferas biologicamente degradáveis compostas de enzima luteinizante. e avaliadas para, por exemplo, propriedade de fluxo, morfologia, tamanho das partículas e características de libertação

o   **Bansode S et al., 2009** Revisão dos materiais utilizados em meios de microencapsulação para a descarga activa de moieties a partir de métodos de preparação de polímeros e parâmetros evolutivos.

o   **Yadav A.V. et al., 2007** Formulação e avaliação de microcápsulas com melhor transporte de drogas para a área intestinal utilizando polímero retardador da taxa de etil-celulose.

o   **Ofokans KC et al., 2007** Formulado Microsferas de Cefuroxima. Relata-se que as microesferas incháveis baseadas em misturas de polímeros são normalmente utilizadas para formas de dosagem para obter uma entrega controlada de moieties activas e um alvo particular para drogas incorporadas.

o   **Simon Benita et al., 2005** Encontraram uma nova e melhorada metodologia de microencapsulação para a preparação de microcápsulas, para as novas entidades farmacêuticas descobertas.

o   **Li Dong Xun et al., 2009** Formulação e avaliação da microcápsula de Nifedipina com gelatina e polímero de resina acrílica Eudragit através de um método de secagem por pulverização, a libertação de microcápsula foi avaliada utilizando ratos contra a Nifedipina pura.

o   **Khamanga S et al., 2002** Microcápsulas preparadas de eudragit RS assim como RL-100 incluindo verapamil assim como propranolol e mecanismo avaliado de libertação de drogas assim como cinética a partir de microcápsulas preparadas.

o   **Nokhodchi A. 2009** preparou microcápsulas de paracetamol usando o método de evaporação por emulsão e solvente, bem como o método de evaporação por solvente de emulsão modificado, bem como o método de adição de emulsão não-solvente (ENSA). Verificou-se que todos os métodos deram bons resultados e parâmetros reprodutíveis como, tamanho das microcápsulas, conteúdo de fármacos também velocidade de libertação de fármacos a partir da forma de dosagem. Grandes dissemelhanças encontradas nos procedimentos aplicados, como o tempo

necessário para preparar microcápsulas, percentagem de droga, diâmetro da microcápsula, e padrão de descarga da droga.

o **Chowdary K.P.R. et al., 2010** prepararam microesferas de Nifedipina usando resina de olíbano e colofónia como materiais naturais, e avaliadas para vários parâmetros.

o **MD. Sarfaraz et al., 1996** formularam e avaliaram microcápsulas biodegradáveis de Rifampicina através do método de gelificação por emulsificação-iónica para um novo produto de libertação controlada. Carbopol e alginato de sódio utilizados como polímeros de revestimento em diferentes proporções.

o **Chowdary KP et al., 2009** Studied Microencapsulation of Nifedipine-MCC solvent deposit system for sustained release Nifedipine and its solvent deposit systems on Microcrystalline Cellulose polymer. Depois disso, foram preparadas microcápsulas utilizando polímero de acetato de celulose com técnica de evaporação de solvente de emulsificação e foram estudadas as propriedades de escoamento, caracteres de superfície, bem como o tamanho das partículas e o fenómeno de libertação de fármacos.

o **Deore B.V. et al., 2010** Trabalhou no Ketoprofeno sólido disperso produzido por uma metodologia de difusão de solvente contendo como material principal e portador de dispersão de Aerosil para melhorar a solubilidade do ketoprofeno na água. Depois disso, preparou microesferas utilizando o polímero Eudragit RS100 para gerir a taxa de descarga de fármacos.

o **Silva CM et al., 2006** proteína, hemoglobina (Hb) contendo microesferas foram preparadas usando Chitosan e alginato por emulsificação e técnica de gelificação interna. Estudou o efeito de factores relacionados com o procedimento em

fase de emulsificação, recuperação da microesfera por último variáveis dos produtos estudados.

o **Angela Lopedota et al., 2010** Prepararam um novo micropartículas baseado na propriedade mucoadhesioína dos polímeros e descobrir a utilidade do polímero Eudragit-RS 100, bem como das ciclodextrinas, fornecimento de glutationa.

o **Narender Reddy M. et al., 2000** Microcápsulas contendo Diltiazem Hcl com colofónia por uma metodologia de evaporação de solvente de emulsão, utilizando diferentes concentrações de fármacos e polímeros para obter um fármaco de libertação prolongada.

o **Regina M. et al., 2010** preparou microesferas contendo drogas em suspensão e PHB produzidas por metodologia de evaporação de solventes. A matriz avaliada para estudos vitro, bem como estudos invivos.

o   **Tae Gwan Park et al.,** estudo de **2001** representa que a libertação constante pode ser feita através da microencapsulação de proteínas reversivelmente dissociáveis e compreensíveis no interior de polímeros biodegradáveis.

o   **Udupa N. et. al., 1994** Desenvolveu três formulações implantáveis diferentes, contendo Flubiprofeno com três poliésteres alifáticos biodegradáveis, polímeros hidrofílicos, por exemplo, Alginatos e HPMC usando a metodologia de gelificação ionotrópica, as três formas de dosagem são poliméricas, microesferas e pellets. Estudou-se o efeito da propriedade de diferentes formulações de polímeros.

Cilurzo F. e Mangetti P. et. al. 2002 O HPMC é utilizado como solubilizante por técnica de dispersão sólida. Assim, a concentração necessária de nifedipina pode ser conseguida no sangue.

o   **Arias M. J. et. al 2002** Estudou a dissolução de posses e o desempenho invivo do triamtereno em dispersões sólidas com glicol poyethelyne. As dispersões sólidas preparadas foram estudadas para vários parâmetros.

o   **Ganza A. Gonzalcz et. al., 1999** Reportou a preparação de microesferas de quitosana e condroitina de metoclopramida utilizando a técnica de evaporação de solvente e avaliada para vários parâmetros.

o   **Chikwa H. Z. et. al., 1997** produziram as microcápsulas de libertação prolongada contendo Diclofenaco de sódio por evaporação de solvente e analisaram efeitos relevantes para a concentração de vários polímeros sobre o padrão de libertação de Diclofenaco de sódio.

o   **Umamahesh B. et al 2012.** No presente estudo o autor preparou as microesferas de Diclofenac Sódio através da separação de fases Método de co-acervação utilizando a técnica de mudança de temperatura, com diferentes proporções de fármacos, gelatina e HPMC. Todos os lotes de microesferas mostraram bons resultados.

o   **Mankala S. K. et. al 2011 -** Preparou microesferas de Gliclazide com alginato de sódio utilizando goma kondagogu, goma guar e goma xantana como material polimérico por técnicas de gelificação iónica de orifício e emulsificação de gelificação iónica. Microesferas preparadas com esféricas e de fluxo livre com uma gama de tamanhos 400-600µm. % de conteúdo de medicamentos e eficiência de encapsulação encontrada na gama de 55%-68% e, 86,23%-94,46% respectivamente. Estudos de libertação de fármacos mostraram que, em comparação com outras gengivas, a potencialidade da gengiva para retardar a libertação do fármaco com cinética de libertação lenta após ordem zero com mecanismo de libertação nãofickian significa que a libertação foi associada à concentração de polímeros e fármacos, bem como à metodologia.

o **Ashok K. A. et. al. 2011** Preparada e avaliada microcápsula de Metformina Hcl alginato e goma karaya com técnica de gelificação. O parâmetro avaliado encontra-se dentro dos limites satisfatórios. As microcápsulas apareceram a fluir livremente. A descarga de Metformina da microesfera foi lentamente independente da concentração.

o **Pandey A. et. al. 2011** Preparados e avaliados microesferas de libertação sustentada de cloridrato de pioglitazona utilizando diferentes proporções de cloreto de cálcio reticulado por meio do método de gelificação iontrópica. O lote F5 entre as seis formulações mostrou resultados satisfatórios. As microesferas mostraram uma boa eficácia de armadilha, bem como valores de rendimento em %. A ausência de interacção droga-polímero garantida na espectroscopia de infravermelhos. O lote (F5) mostrou libertação in vitro de 92 % de libertação de fármacos até 12 horas.

o **Sivanarayana P. et. al. 2011** Preparado e avaliado microesferas de Diltiazem Hcl usando procedimento de gelificação com alginato de sódio NaCMC e HPMC. As restrições de controlo de qualidade estavam dentro dos limites satisfatórios de 99,48± 0,32% de eficiência de encapsulação. A taxa de libertação de agentes de ligação cruzada observada com a seguinte ordem Cloreto de alumínio < Cloreto de bário< Cloreto de cálcio. Com diferentes agentes de reticulação, pode concluir-se que a libertação de fármacos depende da valência e tamanho dos catiões do respectivo agente de reticulação. A taxa de libertação seguiu a cinética de ordem zero, bem como o modelo das peppas. As microesferas preparadas com, HPMC, alginato de sódio e cloreto de cálcio apresentaram um perfil de libertação sustentada satisfatório durante 12 horas.

o **Rasala T. M. et. al. 2010** Microcápsulas contendo Diclofenaco de sódio e Cloridrato de Diltiazem foram preparadas através de material mucoadhesivo como Carbopol 934 bem como HPMCK 15 em agrupamento com alginato de sódio através da metodologia de gelificação orifico-iónica. Parâmetros de controlo de qualidade situados dentro de níveis satisfatórios. Embora a competência de armadilhagem tenha tido origem no diclofenaco de sódio (69%), bem como no HCl diltiazem (15%). lenta e sustentada descarga conseguida, a descarga do fármaco demonstrado dependia da concentração do material de revestimento. Pode concluir que o processo de gelificação orifico-iónica é apropriado para aprisionar fármacos solúveis lentamente do que fármacos solúveis liberalmente.

o **Sambathkumar R. et. al. 2010** Preparou e avaliou contas de Rifabutin por gelificação ionotrópica em meio ácido. Com agente gerador de gás, para produzir um

estrutura interna. As contas preparadas mostraram uma excelente flutuabilidade até às 18 horas. A libertação de Rifabutin estava dependente da concentração de Ca++. Neste estudo, os resultados obtidos confirmaram que os grânulos flutuantes com rifabutina eram capazes de administrar droga específica ao estômago durante um período mais longo com biodisponibilidade amplificada em comparação com grânulos não flutuantes.

o **Patel H. et. al. 2010** Preparado e avaliado pellets de Verapamil Hcl pela técnica de gelificação ionotrópica com, HPMC e Hidroxipropilcelulose em solução de alginato de sódio. Micropellets preparados testados a favor da propriedade de fluidez do estudo de dissolução, eficiência de aprisionamento de drogas, e SEM. nove lotes de formulações de F3, F6 e F9 apresentaram resultados satisfatórios, após difusão não Fickiana. É possível que, utilizando micropellets de gelificação, a libertação prolongada de Verapamil HCL se tenha tornado possível.

o **Chakraborty A. et. al. 2011.** Preparado e avaliado Sulfato de salbutamol (**SS**) carregado de microesferas de alginato pelo método de gelificação ionotrópica usando diferentes cloreto de cálcio, silicato de alumínio magnésio, cloreto de bário e sulfato de alumínio. O tamanho das microesferas secas por forno de ar quente e simples secas ao ar obtidas dentro da gama. As microesferas seguiram a cinética de Higuchi. A estabilidade acelerada mostrou resultados satisfatórios.

o **Surendiran. N. S.et. al. 2010.** Formulado o Ibuprofeno Micro esferas utilizando o método de separação de fases Co-acervação utilizando a mudança na técnica de temperatura com gelatina carbopol como polímeros para melhorar a biodisponibilidade do ibuprofeno. Avaliou também as propriedades micromeríticas, morfológicas e a percentagem de libertação de fármacos. As microesferas encontradas em tamanho variam entre 60.8µm-78.5µm. No estudo de libertação de microesferas (F1) o lote com menos quantidade de gelatina mostrou 85,0% até 8 horas e com alta quantidade de gelatina o lote (F3) mostrou 66,3% de libertação de fármacos.

o **Arunachalam A. et. al. 2010 Encontrado** impacto das variáveis de processo no diâmetro das microesferas de Ofloxacina, preparadas com diferentes rácios de gelatina e HPMC pelo método de separação de fase de co-acervação, usando a técnica de mudança de temperatura. O diâmetro obtido das microesferas encontrado 42-45µm com forma esférica, e o aprisionamento de Ofloxacin encontrado no intervalo de 78-90 % e também a acção de sustentação encontrada até 8,5 hrs.

o **Roy S. et al. 2009.** Preparou as microesferas de ácido mefenâmico pelo método térmico e o método de ligação cruzada do glutaraldeído com o quitosano como polímero. As microesferas preparadas caracterizaram-se por vários parâmetros de avaliação. As microesferas preparadas pelo método de ligação cruzada do glutaraldeído mostraram uma rápida libertação de fármaco.

o   **Suja C. Jayan et. al. 2009** Microsferas de sulfato de Salbutamol desenvolvidas por coacervação utilizando a técnica de mudança de temperatura com gelatina como polímero. As microesferas preparadas caracterizam-se por vários parâmetros de avaliação. Aqui o autor utilizou glutaraldeído como agente de reticulação e verificou o seu efeito. As microesferas obtidas na gama de diâmetro 5,6m- 22,4 m, de forma esférica. A capacidade de carga encontrada até 80% também a acção de sustentação encontrada até 8,5 hrs.

o   **Gopte et. al., 2004** Preparado e avaliado paclitaxed S-fu e palitaxel +5 FU PLGA microesferas utilizando técnica de evaporação modificada. analisou a eficiência dos materiais para microencapsular o fármaco.

o   **Guyout M. e Fawaz J. et. al., 1998** Preparou e avaliou as microesferas poliméricas carregadas com Nifedipina, todas as micropartículas foram estudadas para parâmetros de avaliação.

o   **Agar Ali et. al., 1998** prepararam as micropartículas de libertação sustentada de Nifedipina utilizando acetato de polivinilo como polímero retardador de taxa e avaliado para vários parâmetros.

o   **Gripeg K. et. al., 1997** Preparou e avaliou dispersões sólidas griseofulvina e portadores de polivinil pirotidona e polietilenoglicol. Relatou a aplicação farmacêutica dos mesmos.

o **Hideki Z. Chikawd et. al., 1997** Formulação das Microcápsulas de 100☐ m de tamanho com libertação prolongada, utilizando o processo ocidental.

o   **Khan A. et. al., 1997** Preparados e avaliados micropartriculados à base de polimetilacrilato de insulina para o parto oral e estudados para a estabilidade de dissolução do invitro na presença de inibição enzimática.

o   **Gibaud J. et. al., 1997** Preparou e avaliou micropartículas de diaminopymmidine usando PCL com técnica de evaporação de solvente. todas as micropartículas foram estudadas para parâmetros de avaliação ,

o   **Anand Eldin Hassan et. al., 1997** Preparado ketoprofen estendido liberando pellets de microns lipídicos por emulsão congelante. Analisou a eficiência dos materiais para microencapsular a droga.

Nome   Ondansetr

Perfil do medicamento

n hidrocloreto de sódio

IUPAC Namedimethyl   (2-{5-[(pirrolidina-1-sulfonil)metil]-
1H-indol-3-yl}etil)amina

Estrutura

Categorias

Um competitivo antagonista dos receptores de serotonina tipo 3. É eficaz no tratamento de náuseas e vómitos causados por quimioterápicos citotóxicos, incluindo cisplatina, e tem relatado propriedades ansiolíticas e neurolépticas.

Fórmula Química C18H19N3O

Peso molecular 293,4 g/mol

Dados farmacocinéticos

Biodisponibilidade60%

Ligação de proteínas   70%-76%

MetabolismoHepatic

Absorção de meia-vida

5,7 horas

Ondansetron é bem absorvido após a administração oral e é submetido a um metabolismo de primeira passagem limitado; Vd é cerca de 180 a 200 L.

Metabolismo Metabolizado a metabolitos inactivos por Hepatic (CY CYP2D6)

3A4, CYP1A2,
Eliminação A meia-vida média é de 3 a 4 h. Cerca de 75% é excretada pelos rins (cerca de 40% como droga inalterada). Cerca de 13% é excretado nas fezes.

Autorização
0,38 L/h/kg [Voluntários Adultos Normais (19-40 anos)]

• 0,32 L/h/kg [Voluntários Adultos Normais (61-74 anos)]

• 0,26 L/h/kg [Voluntários Adultos Normais (>=75 anos)]

Farmacodinâmica

Ondansetron é um antagonista dos receptores de serotonina 5-HT3 altamente específico e selectivo, sem actividade noutros receptores de serotonina conhecidos e com baixa afinidade pelos receptores de dopamina. Os receptores de serontonina 5-HT3 estão localizados nos terminais nervosos do vagus na periferia, e centralmente na zona de desencadeamento quimiorreceptora da área postrema. A relação temporal entre a acção emetogénica dos medicamentos emetogénicos e a libertação de serotonina, bem como a eficácia dos agentes antieméticos sugerem que os agentes quimioterápicos libertam serotonina das células enterocromafínicas do intestino delgado, provocando alterações degenerativas no tracto gastrointestinal. A serotonina estimula então os receptores nervosos vagais e esplâncnicos que se projectam para o centro de vómito medular, bem como os receptores 5-HT3 na área postrema, iniciando assim o reflexo do vómito, causando náuseas e vómitos.

Farmacologia

Mecanismo de acção

Ondansetron é um antagonista selectivo dos receptores de serotonina 5-HT3. A actividade antiemética da droga é provocada pela inibição dos receptores de 5-HT3 presentes tanto centralmente (zona quimiorreceptora medular) como perifericamente (tracto gastrointestinal). Esta inibição dos receptores de 5-HT3, por sua vez, inibe a estimulação visceral aferente do centro vómito, provavelmente indirectamente ao nível da área postrema, bem como através da inibição directa da actividade da serotonina dentro da área postrema e da zona de desencadeamento quimiorreceptora.

Eudragit RS 100

Nomes não-poprietários: Ph.Eur..: Copolímero de metacrilato de amónio, Tipo B USP/NF: Copolímero de metacrilato de amónio, Tipo B - NF JPE: Copolímero de metacrilato de amónio, Tipo B - NF JPE: Copolímero de metacrilato de aminoalquilo RS **Sinónimos:** Acryl-EZE MP; Kollicoat MAE 30 D; metacrilatos poliméricos

Nome químico: Poli (cloreto de acrilato de etilo-co-metacrilato de etilo-co-trimetilamonioetilmetacrilato) 1:2:0.1

Estrutura química

Descrição: Os polimetacrilatos são polímeros catiónicos e aniónicos sintéticos de metacrilatos de dimetilaminoetilo, ácido metacrílico e éster ácido de metacrilato em proporções variáveis. Vários tipos diferentes estão comercialmente disponíveis e podem ser obtidos como pó seco, como dispersão aquosa, ou como uma solução orgânica. EUDRAGIT RS100 é um copolímero de acrilato de etilo, metacrilato de metilo e um baixo teor de éster de ácido metacrílico com grupos quaternários de amónio. Os grupos de amónio estão presentes como sais e tornam o polímero permeável. A razão molar do acrilato de etilo, metacrilato de metilo e metacrilato de trimetilamónio e metacrilato de metilo é aproximadamente 1:2:0.1 no EUDRAGIT RS. É uma substância sólida na forma de grânulos incolores, claros a nebulosos, com um ligeiro odor a amina.

Características:

• Perfil de libertação personalizado através da combinação de graus RL e RS em diferentes rácios

• Adequado para estruturas matriciais.

Dissolução:

• Insolúvel

• Baixa permeabilidade

• Inchaço de pH independente

Área alvo de libertação de drogas: Libertação controlada no tempo, independente do pH

Valor de álcali: 152 mg KOH/ g de polímero

Peso médio massa molar: aprox. 32.000 g/mol

Temperatura de transição vítrea (Tg): ~65°C

Solubilidade Eudragit RS 100 é solúvel em metanol, etanol e álcool isopropílico (contendo aproximadamente 3% de água), bem como em acetona, acetato de etilo e cloreto de metileno para dar clareza a soluções turvas. As substâncias são praticamente insolúveis em éter de petróleo, hidróxido de sódio 1 N e água.

Aplicações Os polimetacrilatos são utilizados principalmente em formulações de cápsulas orais e comprimidos como agente de revestimento de filme. Dependendo do polímero utilizado, podem ser produzidas películas de diferentes características. Os polimetacrilatos são também utilizados como aglutinantes tanto no processo de granulação aquosa como no processo de granulação orgânica húmida. Quantidades maiores (5-20%) de polímero seco são utilizadas para controlar a libertação de uma substância activa de uma matriz de comprimidos. Os polímeros sólidos podem ser utilizados em processos de compressão directa em quantidades de 10-50%. Os polímeros de polimetacrilato podem adicionalmente ser utilizados para formar as camadas matriciais dos sistemas de entrega transdérmica e foram também utilizados para preparar novas formulações de gel para administração rectal.

Álcool de Polivinil

Nomes não-proprietários: PhEur: Poly (vinylis acetas), USP: Álcool polivinílico

Sinónimos: Alcotex; Gelvatol; Lemol; Mowiol; Polivinol; PVA; Polímero de álcool vinílico, PVOH, INS No. 1203

Nomes químicos: Homopolímero de etenol

Número C.A.S.: 9002-89-5

Definição: O álcool polivinílico é uma resina sintética preparada pela polimerização do acetato de vinil, seguida de hidrólise parcial do éster na presença de um catalisador alcalino. As características físicas do produto dependem do grau de polimerização e do grau de hidrólise.

Fórmula Química: $(C_2H_3OR)n$ em que R=H ou $COCH_3$ (distribuído aleatoriamente)

Estrutura química:

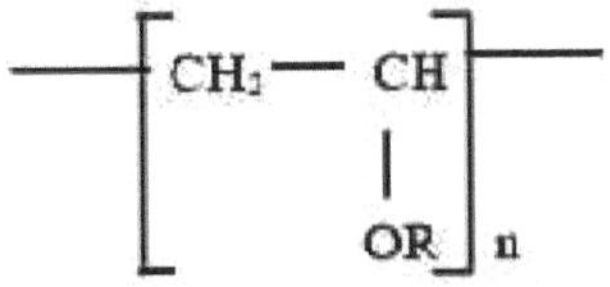

Fórmula Empírica: Gama de peso de aproximadamente 20000-200000. $(C_2H_4O)n$. O valor de n para materiais comercialmente disponíveis situa-se entre 500 e 5000, equivalente a um peso molecular.

Peso Molecular: 20000-200000.

Ponto de fusão: 228°C para graus totalmente hidrolisados; 180-190°C para graus parcialmente hidrolisados **Solubilidade:** Solúvel em água; ligeiramente solúvel em etanol (95%); insolúvel em solventes orgânicos. A dissolução requer dispersão (molhagem) de sólido em água à temperatura ambiente, seguida de aquecimento da mistura até cerca de 900°C durante aproximadamente 5 min. A mistura deve ser continuada enquanto a solução aquecida é arrefecida à temperatura ambiente.

Descrição O álcool polivinílico é um polímero sintético solúvel em água. O álcool polivinílico para uso alimentar é um pó granular inodoro e insípido, translúcido, branco ou de cor creme. Tipicamente uma solução a 5% de álcool polivinílico apresenta um pH na gama de 5,0 a 6,5. Tem um grau de hidrólise de 86,5 a 89%. O álcool polivinílico tem excelentes propriedades formadoras de película, emulsificantes e adesivas. O PVA é um material atacante mas exibe cristalinidade, uma vez que os grupos hidroxil são suficientemente pequenos para caberem na grelha sem o perturbar.

Categoria funcional: Agente de revestimento; ligante; selante; lubrificante; agente estabilizador; agente de aumento de viscosidade e agente de acabamento superficial.

Aplicações: O álcool polivinílico é utilizado como auxiliar de polimerização de emulsão, como colóide protector, para fazer dispersões de acetato de polivinil. É utilizado principalmente em formulações farmacêuticas e oftálmicas tópicas. É utilizado como agente estabilizador de emulsões (0,25-3,0% p/v). O álcool polivinílico é também utilizado como agente de aumento de viscosidade para formulações viscosas, tais como produtos oftálmicos. É utilizado em rasgões artificiais e soluções de lentes de contacto para fins de lubrificação, em formulações de libertação prolongada para administração oral e em manchas transdérmicas. O álcool polivinílico pode ser transformado em microesferas quando misturado com uma solução de glutaraldeído. É também utilizado como agente emulsionante. O álcool polivinílico é a matéria-prima para fazer outros polímeros como o nitrato de polivinilo, os acetais de polivinilo, o butiral de polivinilo, e o polivinilo formal.

5.1 ESTUDO DE PRÉ-FORMULAÇÃO

Os testes de pré-formulação são o primeiro passo para o desenvolvimento racional das formas de dosagem de uma substância farmacêutica. Pode ser definida como uma investigação das propriedades físicas e químicas de uma substância farmacêutica isolada e combinada com excipientes.

5.1.1 Características físicas

5.1.1.1 Propriedades organolépticas:

Cor: Uma pequena quantidade de pó de droga foi tomada em papel manteiga e vista em local bem iluminado.

Sabor e odor: Foi utilizada muito menos quantidade de droga para obter o sabor com a ajuda da língua, bem como o cheiro para obter a encomenda.

Quadro 5.1 Propriedades organolépticas e físicas da amostra de droga

Teste	Observações
Cor	Pó sólido cristalino cristalino branco
Sabor	Característica
Odor	Inodoro

5.1.1.2 Solubilidade

Uma determinação qualitativa da solubilidade foi feita adicionando solvente em pequena quantidade incremental a um tubo de ensaio contendo quantidade fixa de soluto ou *vice-versa*. Após cada adição, o sistema era vigorosamente abanado e observado visualmente.

Quadro 5.2 Perfil de solubilidade da amostra de droga

S. Não.	Solventes	Solubilidade
1.	Água	Solúvel (++++)
2.	DMSO	Solúvel (++++)
3.	Metanol	Solúvel (++++)
4.	Etanol (95%)	Livremente solúvel (++++)
5.	Clorofórmio	Ligeiramente solúvel (++)

5.1.1.3 Coeficiente de partição

Para a determinação do coeficiente de partição 25 foi preparado µg/ml de solução de droga pura em n-octanol. Depois, a mistura de n-octanol e água foi misturada na proporção de

1:1. Depois, esta mistura foi misturada correctamente durante 30 minutos. Além disso, a mistura foi deixada de pé durante uma hora. Depois disto, a mistura foi centrifugada a 5000 rpm a 25OC. A mistura foi então separada e a absorção de fases individuais de água e octanol foi medida por espectroscopia ultravioleta.

Tabela 5.3 Coeficiente de Partição de fármacos

Material	Observação
Ondansetron HCl	2.50±0.20

5.1.1.4 Conformação e autenticação de drogas

Espectroscopia de infravermelhos:-

Espectro de infravermelhos de qualquer composto dado informação sobre o grupo funcional presente em determinado composto. Um espectro infravermelho de fármaco foi tomado utilizando o método de pelota KBr. Vários picos no espectro infravermelho foram interpretados para a presença de diferentes grupos na estrutura do fármaco. O espectro de IR foi registado no espectrofotómetro Shimadzu 8400-S FTIR Japão e apresentado na Figura 5.1(B)

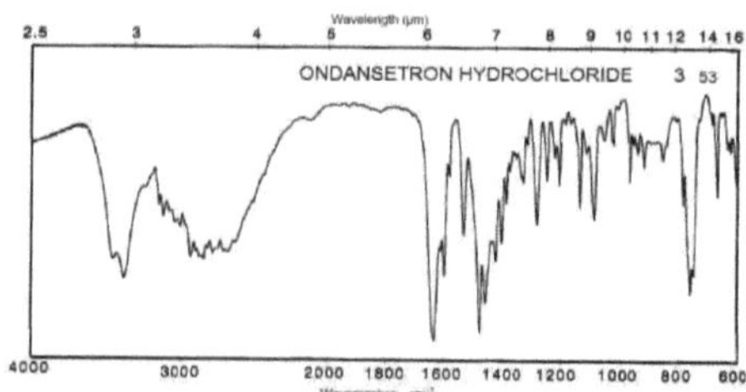

Figura 5.1 (A) Espectro padrão de infravermelhos da amostra de fármacos

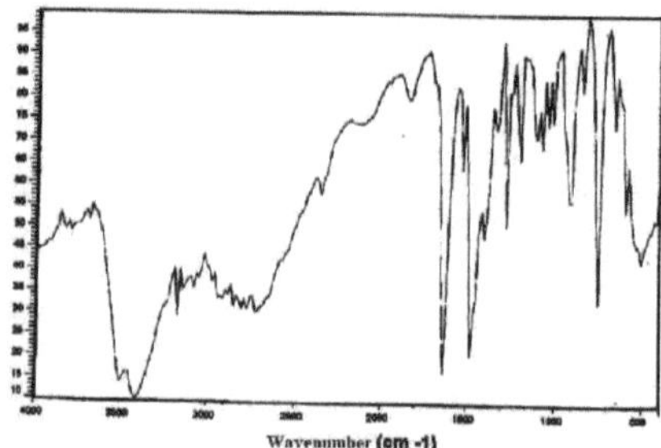

Figura 5.1 (B) Espectro de infravermelhos da amostra de droga

Pico Máximo (cm-1)	Assinatura
756	o- benzeno desubstituído
1279	C-N
1458 & 1479	CH3
1531	C=C aromático
1638	C=N, C=O anel
3410	H2O

Espectroscopia Ultra-Violeta (UV)

As moléculas orgânicas quando expostas à luz na região UV absorvem a luz de um determinado comprimento de onda, dependendo do tipo de transição electrónica associada à absorção. O máximo de absorção do fármaco foi determinado através da execução do espectro da solução do fármaco no espectrofotómetro de feixe duplo ultravioleta.10 mg de fármaco foram pesados com precisão e dissolvidos em 10 ml de metanol em 10 ml de balão volumétrico e foi preparada uma solução de reserva adequada. O espectro desta solução de reserva foi executado na gama de 200-400 nm no espectrofotómetro ultra visível (Shimadzu 1700, Japão).

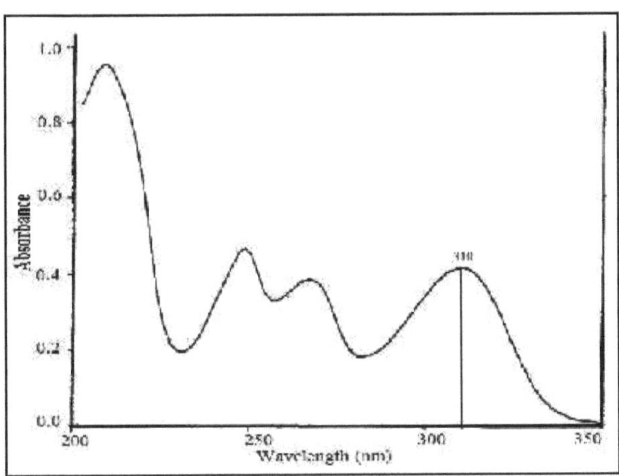

Figura 5.2 Exame UV do fármaco em Metanol

Ponto de fusão

É um dos parâmetros para julgar a pureza dos medicamentos em bruto. No caso de produtos químicos ou fotoquímicos puros, os pontos de fusão são muito acentuados e constantes. Uma vez que os fármacos brutos contêm os produtos químicos misturados, são descritos com uma certa gama de pontos de fusão.

Para a determinação do ponto de fusão da amostra da droga, foi colocada uma pequena quantidade de pó num tubo de fusão. Esse tubo foi colocado no aparelho de determinação do ponto de fusão contendo óleo de rícino. A temperatura do óleo de rícino foi gradualmente aumentada automaticamente e a temperatura à qual o pó começou a derreter foi registada e a temperatura quando todo o pó foi derretido foi também registada.

Tabela 5.4 Ponto de fusão da droga

Material	Observação
Ondansetron HCl	226-237°C

5.1.1.5 Estimativa quantitativa

• *Curva de calibração em metanol*

O medicamento de 10 mg foi pesado com precisão e transferido para um balão volumétrico de 10 ml. O medicamento foi dissolvido em quantidade suficiente de metanol e o volume até 10 ml foi feito com metanol. Assim, foi preparada a solução de reserva do fármaco em metanol.

Preparação da curva de calibração padrão do medicamento Ondansetron HCl em metanol

De cima da solução de reserva foram preparadas várias diluições para obter concentração, 5-50 µg/ml. O gráfico da área do pico de concentração v/s foi traçado e os dados foram submetidos a análise de regressão linear sobre a absorvância máxima (λmax) 290nm.

Tabela 5.6 Curva de calibração do fármaco em metanol

S. Não.	Concentração (µg/ml)	Absorção
1	0	0
2	5	0.114
3	10	0.210
4	15	0.318
5	20	0.431
6	25	0.510
7	30	0.620
8	35	0.711
9	40	0.826
10	45	0.900
11	50	0.972

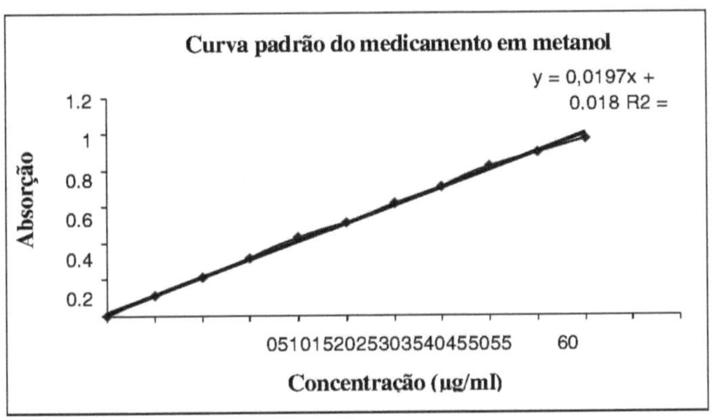

Figura 5.3 Curva padrão do fármaco em metanol

- ***Curva de calibração em tampão fosfato padrão(pH 6,8)***

Preparação do tampão fosfato pH 6,8

Solução A (solução de di-hidrogenofosfato de potássio)

2,72 gm de di-hidrogenofosfato de potássio foi pesado com precisão e foi dissolvido em quantidade suficiente de água destilada e o volume adicional até 100 ml foi também feito com água destilada.

Solução B (solução 0.2M de hidróxido de sódio)

A solução de hidróxido de sódio 0,2 M foi preparada tomando 0,8 gm de NaoH e o volume até 100 ml foi feito com água destilada. Mais 50 ml da solução A e 22,4 ml da solução B foram tomados e misturados e o volume até 200 ml foi feito com água destilada.

Preparação de solução de reserva padrão

O medicamento de 10 mg foi pesado com precisão e transferido para um balão volumétrico de 10 ml. O fármaco foi dissolvido em quantidade suficiente de tampão fosfato padrão pH 6,8 e o volume perfaz até 10 ml com tampão. Assim, foi preparada a solução de reserva do fármaco em tampão.

Preparação da curva de calibração padrão de Ondansetron HCl em tampão fosfato padrão pH 6,8

De cima da solução de reserva foram preparadas várias diluições para obter concentração, 2-20 µg/ml. O gráfico da área do pico de concentração v/s foi traçado e os dados foram submetidos a análise de regressão linear sobre a absorvância máxima (λmax) 310 nm.

. **Tabela 5.7 Curva de calibração do medicamento em tampão fosfato padrão (pH 6,8)**

S. Não.	Concentração (µg/ml)	Absorção
1	0	0
2	2	0.103
3	4	0.185
4	6	0.282
5	8	0.370
6	10	0.454
7	12	0.541
8	14	0.634
9	16	0.744
10	18	0.841
11		937

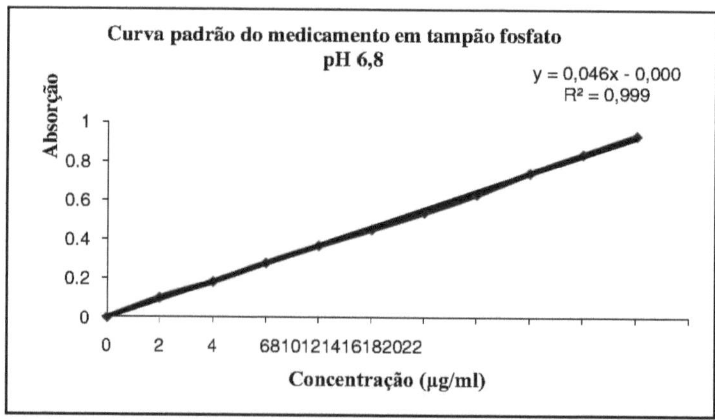

Figura 5.4 Curva padrão do medicamento em tampão fosfato padrão (pH 6,8)

5.2 ESTUDO DE COMPATIBILIDADE

5.2.1 Interacção de Excipientes de Drogas

A compatibilidade do medicamento com excipientes foi determinada pela análise da calorimetria diferencial de varrimento (DSC). Este estudo foi realizado para detectar qualquer alteração na constituição química do fármaco após combinação com os excipientes na ração (1:1).

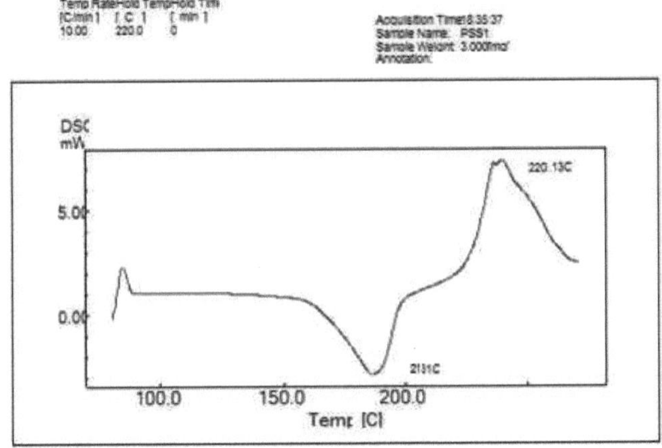

Figura 5.6 Termograma DSC de amostra de droga

5.3 RESULTADO E DISCUSSÃO

5.3.1 Estudo de pré-formulação

Os testes de pré-formulação são o primeiro passo para o desenvolvimento racional das formas de dosagem de uma substância farmacêutica O estudo de pré-formulação foi feito inicialmente e os resultados foram orientados para o curso posterior da formulação.A característica física, tal como as propriedades organolépticas da amostra de droga, foi realizada e verificou-se que a sua cor era o pó sólido cristalino branco e branco e era inodoro. E, por conseguinte, a amostra de droga foi encontrada de acordo com as especificações.A solubilidade quantitativa da droga foi determinada e verificou-se que a droga era livremente solúvel em etanol, moderadamente solúvel em clorofórmio e solúvel em água, metanol e DMSO. E este resultado indicou que a droga é solúvel em água, mas livremente solúvel em solventes orgânicos como o metanol e o etanol.O coeficiente de partição do fármaco foi determinado de acordo com o procedimento. Verificou-se que era2,50 que indicava que a droga estava a porcionar ao máximo na fase lipofílica e, portanto, verificou-se que a droga era de natureza lipofílica.A identificação e autenticação da amostra de droga foi feita por *espectroscopia de infravermelhos*. Os espectros de infravermelhos mostraram a presença de grupos principais como a 756 o- benzeno desubstituído; 1279 C-N; 1458 & 1479 CH3; 1531 C=C aromático; 1638 C=N, grupos principais de espectroscopia de infravermelhos mostraram que a amostra do fármaco foi autenticada.A identificação e autenticação da amostra de droga foi feita por espectroscopia ultravioleta e foi digitalizada na gama de 200-400 nm. Verificou-se que a absorção máxima do fármaco λ_{max} se encontrava a 310 nm. A absorção máxima mostrou que a amostra de fármaco foi autenticada.O ponto de fusão foi também determinado pelo aparelho de ponto de fusão. O ponto de fusão foi encontrado na gama entre 226-237°C, o que corresponde à especificação. O ponto de fusão mostrou que a amostra do fármaco foi autenticada.A estimativa quantitativa da amostra de droga foi feita por diferentes curvas de calibração que foram preparadas em metanol, solução tampão fosfato pH 6,8 na gama de concentrações de 5-50 µg/ml e o valor R2 foi encontrado em 0,9979 e 0,9991 respectivamente, o que indicava a linearidade do gráfico.

5.3.2 Estudo de compatibilidade

O termograma DSC mostrou picos endotérmicos e exotérmicos. A droga e o polímero mostraram as suas tendências de fusão individuais características, sem qualquer desvio apreciável. A partir disto observa-se que não há interacção entre droga e polímero.

O estudo de compatibilidade também foi feito por observação física e observando os resultados do estudo de compatibilidade (física) dos excipientes, concluiu-se que não há incompatibilidade entre o medicamento e os excipientes seleccionados. Por conseguinte, os excipientes seleccionados podem ser utilizados com fármacos, uma vez que são compatíveis entre si.

O presente estudo foi realizado para realizar o estudo de pré-formulação do medicamento puro Ondansetron HCl. Estudo de propriedades organolépticas, estudo de solubilidade, perda na secagem, identificação e autenticação do fármaco, coeficiente de partição, estimativa quantitativa do fármaco e estudo de compatibilidade foram realizados durante o estudo de pré-formulação. O estudo das propriedades organolépticas foi levado a cabo por observação física. A espectroscopia IR, ponto de fusão e espectroscopia UV foram realizadas para a identificação do fármaco. A análise da solubilidade foi feita em diferentes solventes projectados. O coeficiente de partição foi determinado utilizando o método do balão de agitação. A estimativa quantitativa do fármaco foi levada a cabo por curva de calibração em diferentes solventes. Com base no estudo de pré-formulação, concluiu-se que a amostra do fármaco era pura e autêntica e não foi encontrada qualquer variação na amostra do fármaco e o fármaco foi considerado adequado para o estudo posterior de formulação e optimização.

DESENVOLVIMENTO DA FORMULAÇÃO DE MICROBALÕES

O método de difusão de solvente de quase-emulsão foi escolhido para preparar microbalões à base de Eudragit.

Fase interior

Para preparar a fase interior, Eudragit RS 100 foi dissolvido em 3 mL de metanol e o trietilcitrato (TEC) foi adicionado a uma quantidade de 20% do polímero, a fim de facilitar a plasticidade. O medicamento foi então adicionado à solução e dissolvido sob ultra-sonicação a 35°C. **Fase externa**

Para preparar o PVA de fase interior dissolvido em 200 mL de água num recipiente separado.

Fase de mistura

A fase interior foi vertida na solução de PVA em 200 mL de água (fase exterior). A mistura resultante foi agitada durante 60 min, e filtrada para separar as microbalões. As microbalões foram lavadas com água destilada e secas a 40°C durante 24h. (D'souza J. I., 2008)

Tabela: Aditivos de formulação

Ondansetron Hydrochloride Microballons						
Código de formulação	**F1**	**F2**	**F3**	**F4**	**F5**	**F6**
Fase interior						
Fármaco (mg)	2.5	2.5	2.5	2.5	2.5	2.5
Eudragit RS 100 (g)	0.23	0.28	0.36	0.50	0.83	2.5
Metanol (mL)	3	3	3	3	3	3
Fase exterior						
Água destilada (mL)	200	200	200	200	200	200
PVA (mg)	50	50	50	50	50	50

4.2.3 AVALIAÇÃO DE MICROBALÕES

4.2.3.1 Determinação do Rendimento da Produção e Eficiência de Carregamento

O rendimento da produção das micropartículas foi determinado calculando com precisão o peso inicial das matérias-primas e o último peso das microbalões obtidas (Kilicarslan M., 2003).

$$\text{Production Yield} = \frac{\text{Practical Mass of Microsponges}}{\text{Therotical Mass (polymer + drug)}} \times 100$$

A eficiência de carga (%) dos microbalões pode ser calculada de acordo com a seguinte equação:

$$\text{Loading Efficiency} = \frac{\text{Actual Drug Content in Microsponges}}{\text{Therotical drug Content}} \times 100$$

4.2.3.2 Análise do tamanho das partículas

A análise granulométrica de microbalões preparados foi realizada utilizando o Malvern Particle Size Analyzer Hydro 2000 MU (A). As microbalões foram dispersas em água bidestilada antes de correr a amostra no instrumento, para assegurar que o sinal de dispersão de luz, tal como indicado pela contagem de partículas por segundo, estava dentro da gama de sensibilidade do instrumento.

Durante a medição, as partículas são passadas através de um raio laser focalizado. Estas partículas dispersam a luz num ângulo inversamente proporcional ao seu tamanho. A intensidade angular da luz dispersa é então medida por uma série de detectores fotossensíveis. O mapa da intensidade de dispersão versus ângulo é a principal fonte de informação utilizada para calcular o tamanho da partícula. A dispersão de partículas é prevista com precisão pelo modelo de dispersão Mie. O software Mastersizer 2000, permite um dimensionamento preciso em toda a gama dinâmica mais ampla possível.

4.2.3.3 Microscopia Electrónica de Digitalização

Para a morfologia e topografia de superfície, as micro-bolas preparadas foram revestidas com platina à temperatura ambiente para que a morfologia de superfície das micro-bolas pudesse ser estudada pela SEM.

O SEM, um membro da mesma família de imagens é a mais amplamente utilizada de todas as ferramentas de feixe de electrões (Goldstein J. I., 2003). O SEM emprega um feixe focalizado de electrões, com energias tipicamente na gama de algumas centenas de eV a cerca de 30 keV, que se estende através da superfície de uma amostra num padrão de varrimento rectangular. Os sinais emitidos sob esta irradiação de electrões são recolhidos, amplificados, e depois utilizados para modular o brilho de um dispositivo de visualização adequado que está a ser digitalizado em sincronismo com o feixe da sonda.

4.2.3.4   Espectroscopia de infravermelhos

A espectroscopia FTIR foi conduzida utilizando Perkin Elmer, espectrómetro Spectrum 100 FT-IR. O espectro foi registado na região de comprimento de onda de 4000 a 400 cm-1. O procedimento consistiu na dispersão   após o que a mistura foi mantida no suporte da amostra para análise.

4.2.3.5 Calorimetria Exploratória Diferencial (DSC)

A análise térmica é uma técnica de avaliação importante para encontrar qualquer possível interacção entre a droga e os polímeros usados. Qualquer uma destas interacções pode reduzir a eficácia do polímero na armadilha do fármaco e pode também alterar a eficácia do fármaco. Tal interacção pode ser identificada por qualquer alteração no termograma.

4.2.3.6 Estudo de lançamento *in-vitro* de Microbalões

Microbalões carregados com precisão (5 mg) foram colocados em 50 ml de etanol/metanol em garrafas de vidro de 100 ml. As últimas foram agitadas horizontalmente a 37°C em intervalos de tempo pré-determinados. As amostras de alíquotas foram retiradas (substituídas por meio fresco) e analisadas espectrofotometricamente a 310 nm para o cloridrato de Ondansetron. O conteúdo das drogas foi calculado em diferentes intervalos de tempo até 6hrs.

4.2.3.7 Perfil de Estabilidade da Formulação de Microbalões

O objectivo dos testes de estabilidade é fornecer provas de como a qualidade de uma substância activa ou produto farmacêutico varia com o tempo sob a influência de uma variedade de factores ambientais, tais como temperatura, humidade e luz. (Vadas E. B., 2000)

O perfil de estabilidade da componente activa é o principal critério para determinar a sua aceitação ou rejeição. Durante os estudos de estabilidade, o produto é exposto a condições normais de temperatura e humidade. No entanto, os estudos demoram mais tempo e, portanto, seria conveniente realizar os estudos de estabilidade acelerada onde o produto é armazenado sob condições extremas de temperatura. Para avaliar a estabilidade do medicamento e da formulação, os estudos de estabilidade foram feitos de acordo com as directrizes da ICH e da OMS. A formulação optimizada foi selada em embalagem de alumínio revestida no interior com polietileno, e várias réplicas foram mantidas na câmara húmida mantida a 40±2°C e 75±5% HR durante 6 meses. As amostras foram analisadas para as alterações físicas e perfil de libertação *in-vitro*, com um intervalo de 1 mês durante 6 meses.

AVALIAÇÃO DE MICROBALÕES

🕒 **Rendimento do produto**

• **Percentagem de rendimento**

Tabela. Rendimento percentual de microbalões formulados

Código de formulação	Rendimento da produção (%)
F1	86.17±1.23
F2	85.74±2.28
F3	86.38±2.06
F4	84.76±1.52
F5	85.94±2.04
F6	84.42±1.24

***Cada** valor é uma média de três determinações separadas ±SD

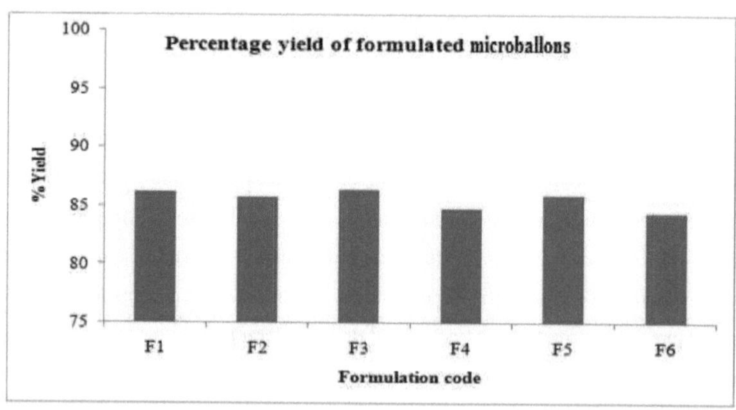

Figura: Percentagem de rendimento das formulações de microbalões de cloridrato de Ondansetron

O rendimento de produção de microbalões de hidrocloreto de Ondansetron situou-se entre 84,42 a 87,73%. No caso das micro-balões Eudragit RS 100, foi revelado que, ao aumentar a proporção droga: polímero, há um aumento no rendimento de produção das micro-balões.

⊕ **Eficiência de Carregamento de Drogas**

Quadro 19: Eficiência de carga de medicamentos do cloridrato de Ondansetron formulações de microbalões

Código de formulação	Eficiência de carregamento de medicamentos (%)
F1	86.17±1.13
F2	85.74±0.18
F3	84.38±1.24
F4	86.76±2.03
F5	87.94±1.28
F6	85.42±0.68

*Cada valor é uma média de três determinações separadas ±SD

Verificou-se que a eficiência de carga era elevada, ou seja, 84,38 a 88,73 % nas micro-bolas de hidrocloreto de Ondansetron, verificou-se que à medida que a proporção de polímeros aumenta, a eficiência de carga de drogas também aumenta.

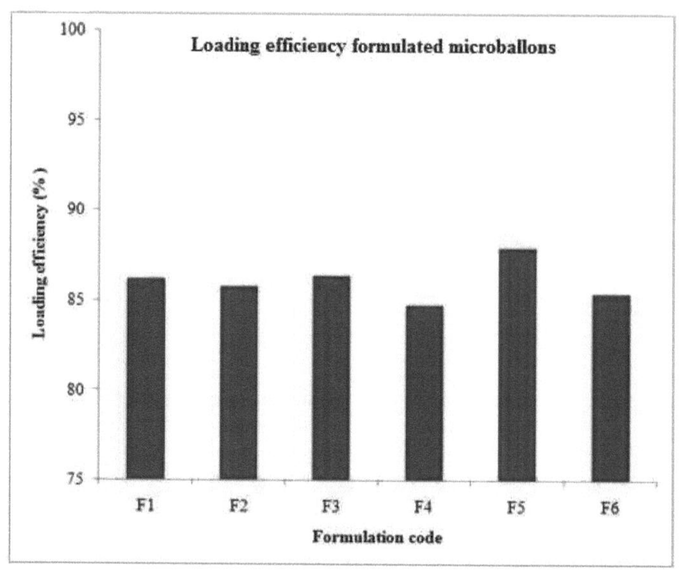

Figura: Eficiência de carregamento de formulações de microbalões de cloridrato de Ondansetron

⊕ **Análise do tamanho das partículas**

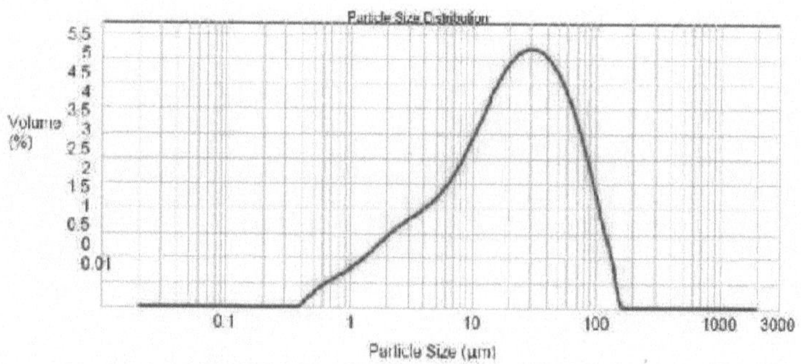

Figura. Distribuição granulométrica das micro-bolas de hidrocloreto de Ondansetron
(Tamanho médio da partícula 39.92µm)

É possível obter pós de fluxo livre com atributos estéticos finos através do controlo do tamanho das partículas durante os dois métodos de polimerização. O tamanho médio das partículas de micro-bolas de cloridrato de Ondansetron foi encontrado em 39.92µm.

⊕ Microscopia Electrónica de Digitalização

A morfologia das micro-bolas preparadas pelo método da armadilha e o método de difusão de solvente de quase-emulsão foram investigados pela SEM. As fotografias representativas dos microbalões SEM são mostradas na figura.

As imagens SEM mostraram que as microbalões preparadas pelo método de polimerização por suspensão líquido-líquido eram finamente esféricas e uniformes; não foram observados visualmente cristais inteiros de drogas. (Crotts G., 1995).

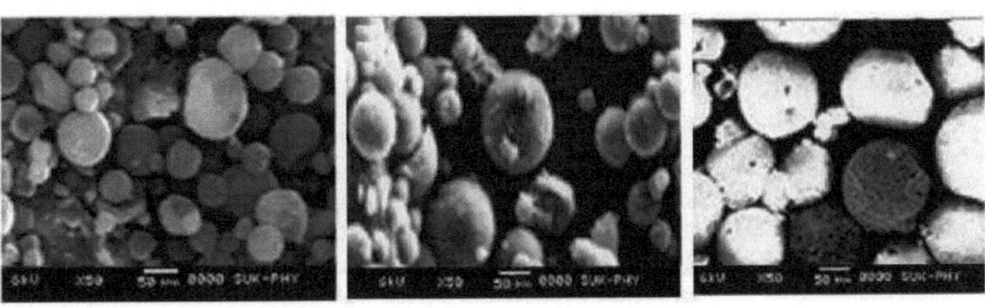

Figura : Fotografias SEM de micro-bolas de hidrocloreto de Ondansetron

⊕ Espectroscopia de infravermelhos

Espectros FTIR de microbolhas de hidrocloreto de Ondansetron

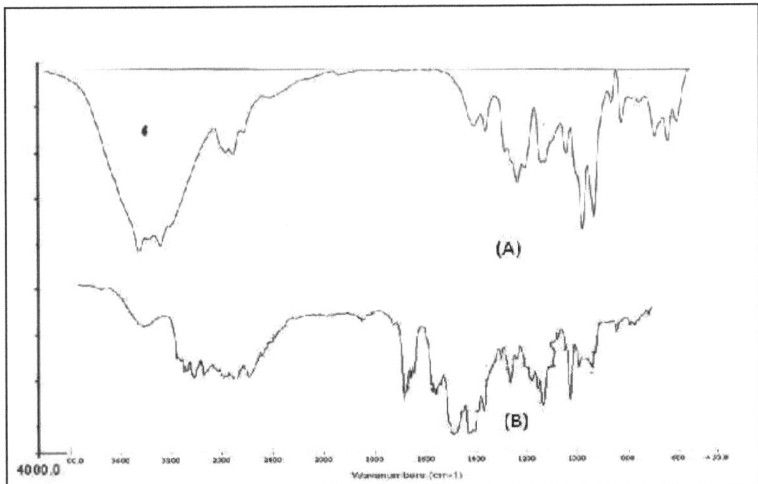

Figura: Espectros de FTIR sobrepostos de: (A) Cloridrato de Ondansetron e (B) Formulação de microbalões de cloridrato de Ondansetron.

Todos os picos característicos de fármacos nos espectros de IR da formulação de F 6 foram observados de acordo com as respectivas drogas puras.

Calorimetria Exploratória Diferencial (DSC)

Os resultados do DSC foram observados para a integridade do fármaco na formulação de microbalões preparados pelo processo de aprisionamento. Na curva DSC da formulação F6 seleccionada, o pico de fusão endotérmico relativo ao cloridrato de Ondansetron. De acordo com estes dados, não houve interacção entre a droga e Eudragit RS 100 nos resultados de microbalões mostrou que não houve interacção entre a droga e o polímero.

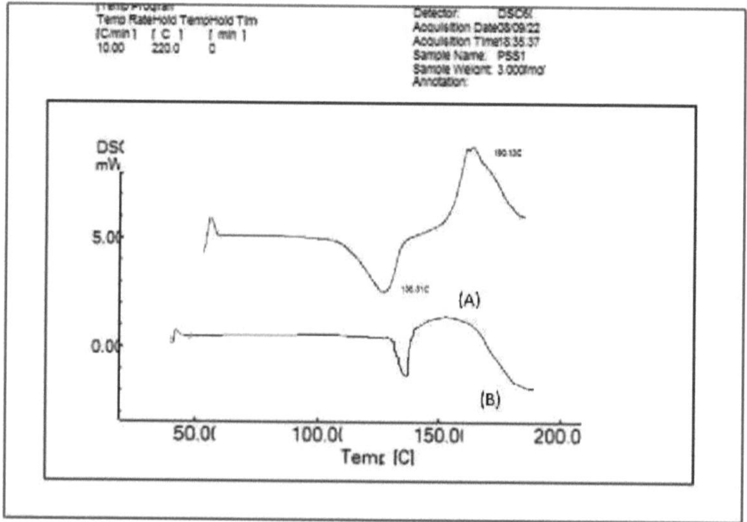

Figura: Termogramas DSC de A: Pura droga, B: formulação de microbalões carregados de drogas

🕐 **Estudo de lançamento *in-vitro* de Microbalões**

Tabela: Estudo de libertação *in-vitro* de microbalões de hidrocloreto de Ondansetron

Hora (Mi)	Libertação acumulada de fármacos					
	F1	**F2**	**F3**	**F4**	**F5**	**F6**
0	0	0	0	0	0	0
15	15.62 ±0.12	20.34± 1.11	28.21± 1.32	13.41± 1.54	15.83± 1.99	16.82± 0.86
30	25.35 ±0.45	34.45± 0.41	34.1±0 .19	23.19± 1.52	25.72± 2.03	27.05± 1.38
45	44.81 ±0.37	49.32± 1.14	38.32± 1.13	38.86± 1.93	39.42± 1.96	36.31± 1.96
60	55.67 ±0.16	54.92± 0.53	44.41± 1.17	52.68± 1.57	56.81± 2.31	44.52± 1.56
120	64.58 ±0.42	60.12± 0.17	60.73± 0.16	61.21± 1.05	65.21± 2.08	52.14± 0.87
180	74.73 ±0.76	66.34± 1.47	68.84± 0.14	70.35± 1.48	72.47± 1.00	61.32± 1.37
240	80.98 ±1.18	76.81± 0.25	76.72± 1.81	75.54± 1.55	78.52± 0.99	70.54± 1.23
300	85.97 ±0.87	82.16± 0.48	80.22± 1.04	81.14± 1.56	82.85± 1.52	76.25± 0.85
360	89.34 ±1.02	87.84± 0.72	88.41± 0.18	84.85± 1.52	83.69± 1.02	83.62± 0.74

***Cada** valor é uma média de três determinações separadas ±SD

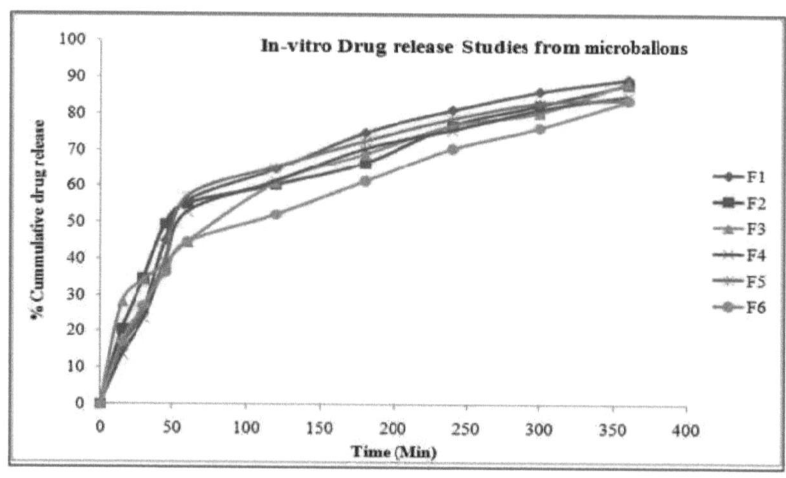

Figura: Perfis de libertação in-vitro de formulações de micro-bolas de cloridrato de Ondansetron

Os perfis de libertação de drogas das formulações de micro-bolas de hidrocloreto de Ondansetron são ilustrados na Tabela e na Figura. Verificou-se que a libertação de fármacos das micro-balões de hidrocloreto de Ondansetron variava entre 81,32% e 89,34% de todas as formulações.

A partir dos resultados verificou-se que, à medida que a concentração de polímeros aumenta, a percentagem de fármacos libertados diminui. A elevada libertação inicial da droga pode dever-se a duas razões: primeiro, a droga perto ou na superfície das micro-bolas e segundo, a bem conhecida natureza porosa das micro-bolas, os poros que fornecem um canal de libertação da droga (Mandal T. K., 2001).

As micro esferas diferem das microesferas normais com a sua superfície altamente porosa. Esta característica dá propriedade de libertar a droga a um ritmo mais rápido através dos poros. Kawashima relatou que as micro-bolas com uma estrutura interna mais porosa, exibiam uma taxa de libertação do medicamento mais rápida do que a das microesferas rígidas (Kawashima Y., 1992). A libertação da formulação F6 tem um padrão de libertação Higuchi seguido de cinética de reacção de ordem zero (r2= 0,948, 0,965 e 0,983).

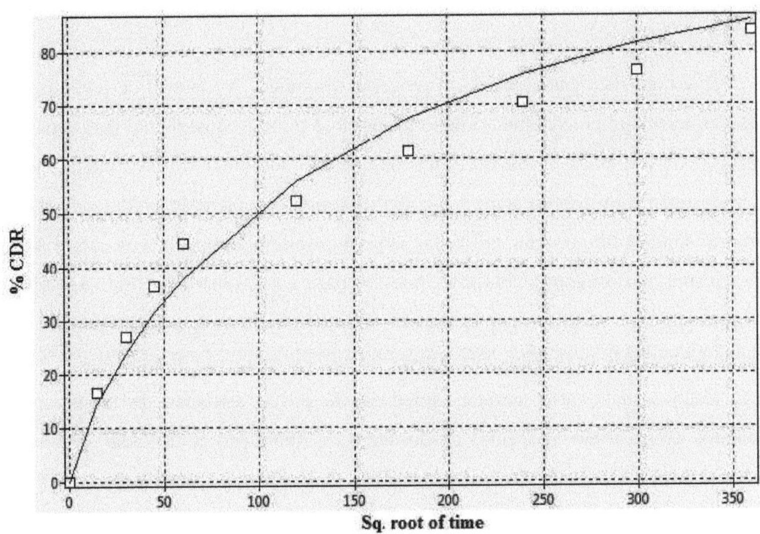

Figura Gráfico da parcela de libertação Higuchi

Estudos de estabilidade

A formulação de microbalões F6 foi observada para qualquer alteração na aparência ou cor durante o período de 4 semanas. Não houve alteração da aparência na formulação durante todo o período de estudo. A estabilidade da droga foi ainda mais confirmada por dados espectrais e não foi observada qualquer alteração.

RESUMO E CONCLUSÃO

A terapia com medicamentos é um processo dinâmico. A via oral de administração de fármacos é tipicamente considerada o meio preferido e o mais conveniente para o paciente na administração de fármacos. Entre os fármacos que são administrados oralmente, as formas sólidas de dosagem oral representam a escolha preferida da classe de produto. As formas de dosagem oral sólida comummente utilizadas são comprimidos e cápsulas; os comprimidos são de facto a forma de dosagem sólida mais popular para a administração oral. As cápsulas de libertação controlada contendo frequentemente pluralidade de pellets revestidos é mais uma categoria de formulação oral sólida que oferece benefícios terapêuticos análogos.

Nos últimos anos, uma grande variedade de novos sistemas de administração de medicamentos orais, como as formas de dosagem de libertação controlada/ sustentada, são concebidos e avaliados de modo a ultrapassar a limitação da terapia convencional. Estes produtos são capazes de manter níveis estáveis de plasma de fármacos durante longos períodos de tempo, como resultado a variação dos níveis de fármacos no sangue são prevenidos e minimizados os efeitos secundários relacionados com os fármacos. Uma abordagem relativamente mais recente que surgiu é a que combina as características tanto dos comprimidos de libertação controlada como das cápsulas de libertação modificada numa forma de dosagem conhecida como forma de dosagem de múltiplas unidades.

As formas de dosagem multiparticulada são formulações farmacêuticas nas quais a substância activa está presente como um número de pequenas subunidades independentes com diâmetro de 0,05-2,00 mm e amplamente aceites como meio para alcançar uma libertação controlada por via oral e parenteral.cloridrato de Ondansetron Ondansetron, um antagonista de 5 HT3 é um poderoso medicamento antiemético que tem uma biodisponibilidade oral de 60% devido ao metabolismo hepático de primeira passagem e tem uma meia-vida curta de 5 h. É normalmente utilizado no tratamento da emese associada à quimioterapia. O cloridrato de Ondansetron foi introduzido em 1981 e era o medicamento de prescrição mais vendido no mundo em 1988. O objectivo do trabalho era conceber micro-balões da emese associada à quimioterapia. Estas são a forma de dosagem que representa um número de pequenas subunidades independentes com diâmetro de 0,05-2,00 mm. Para fornecer a dose total recomendada, estas subunidades são preenchidas numa cápsula ou comprimidas numa pastilha; estas ganham rapidamente interesse na indústria farmacêutica devido às suas muitas vantagens, sendo a mais importante a melhor adesão dos pacientes, especialmente na população pediátrica e geriátrica, devido à sua facilidade de administração. Portanto, o objectivo do presente trabalho foi o de formular e avaliar microbalões de cloridrato de Ondansetron para uma administração parentral eficiente em caso de emese associada à quimioterapia. Os testes de pré-formulação são o primeiro passo para o desenvolvimento racional das formas de dosagem de uma substância farmacêutica O estudo de pré-formulação foi feito inicialmente e os resultados foram orientados para o curso posterior da formulação.A característica física, tal como as propriedades organolépticas da amostra de droga, foi realizada e verificou-se que tinha um sabor amargo, a cor era o pó cristalino branco e era inodoro. E, por conseguinte, a amostra de droga foi encontrada de acordo com as especificações.A solubilidade quantitativa da droga foi determinada e verificou-se que a droga era livremente solúvel em metanol e etanol, moderadamente solúvel em clorofórmio e ligeiramente solúvel em água. E este resultado indicou que a droga é pouco solúvel em água e solúvel em solventes orgânicos como o metanol e o etanol.O coeficiente de partição do fármaco foi determinado de acordo com o procedimento. Verificou-se que era2,50 que indicava que a droga estava a porcionar ao máximo na fase lipofílica e, portanto, verificou-se que a droga era de natureza lipofílica.A identificação e autenticação da amostra de droga foi feita por *espectroscopia de infravermelhos*. Os espectros IR mostraram a presença de grupos principais como a 756 o- benzeno destituído; 1279 C- N; 1458 & 1479 CH3; 1531 C=C aromático; 1638 C=N, C=O anel e a 3410 H2O. Os principais grupos de espectroscopia de infravermelhos mostraram que a amostra do fármaco foi autenticada.A identificação e autenticação da amostra de droga foi feita por espectroscopia ultravioleta e foi digitalizada na gama de 200-400 nm. Verificou-se que a absorção máxima do fármaco λ_{max} se encontrava a 310 nm. A absorção máxima mostrou que a amostra de fármaco foi autenticada.O ponto de fusão foi também determinado pelo aparelho de ponto de fusão. O ponto de fusão foi encontrado no intervalo entre 22670-2370C, o que corresponde à especificação. O ponto de fusão mostrou que a amostra do fármaco foi autenticada.A estimativa quantitativa da amostra de droga foi feita por diferentes curvas de calibração que foram preparadas em metanol, solução tampão fosfato pH 6,8 na gama de concentrações de 5-50 µg/ml e o valor R2 foi encontrado em 0,9979 e 0,9991 respectivamente, o que indicava a linearidade do gráfico.O termograma DSC mostrou picos endotérmicos e exotérmicos. A droga e o polímero mostraram as suas tendências de fusão individuais características, sem qualquer desvio apreciável. A partir disto observa-se que não há interacção entre droga e polímero.O método de difusão de solvente de quase-emulsão foi escolhido para preparar microbalões à base de Eudragit.O rendimento de produção de microbalões de hidrocloreto de Ondansetron situou-se entre 84,42 a 87,73%. No caso das micro-balões Eudragit RS 100, foi revelado que, ao aumentar a proporção droga: polímero, há um aumento no rendimento de produção das microbalões.Verificou-se que a eficiência de carga era elevada, ou seja, 84,38 a 88,73 % nas micro-bolas de hidrocloreto de Ondansetron, verificou-se que, à medida que a proporção de polímeros aumenta, a eficiência de carga de drogas também aumenta.

É possível obter pós de fluxo livre com atributos estéticos finos através do controlo do tamanho das partículas durante os dois métodos de polimerização. O tamanho médio das partículas de micro-bolas de cloridrato de Ondansetron foi encontrado em 39.92μm.

A morfologia das micro-bolas preparadas pelo método de armadilha e o método de difusão de solventes de quase-emulsão foram investigados pela SEM. As imagens SEM mostraram que as microbalões preparadas pelo método de polimerização por suspensão líquido-líquido eram finamente esféricas e uniformes; não foram observados visualmente cristais inteiros de drogas. (Crotts G., 1995).Todos os picos característicosserem concordantes com os respectivos fármacos puros.

Os resultados do DSC foram observados para a integridade do fármaco na formulação do microbalão preparado pelo processo de aprisionamento. Na curva de DSC da formulação F6 seleccionada, o pico de fusão endotérmico relativo ao cloridrato de Ondansetron. De acordo com estes dados, não houve interacção entre a droga e Eudragit RS 100 nos resultados de microbalões mostrou que não houve interacção entre a droga e o polímero. Os perfis de libertação de fármacos das formulações de microbalão com cloridrato de Ondansetron são ilustrados na Tabela e na Figura. Verificou-se que a libertação de fármacos do cloridrato de Ondansetron microballon variou entre 81,32% e 89,34% de todas as formulações.

A partir dos resultados verificou-se que, à medida que a concentração de polímeros aumenta, a percentagem de fármacos libertados diminui. A elevada libertação inicial da droga pode dever-se a duas razões: primeiro, a droga perto ou na superfície das micro-bolas e segundo, a bem conhecida natureza porosa das micro-bolas, os poros que fornecem um canal para a libertação da droga.

As micro esferas diferem das microesferas normais com a sua superfície altamente porosa. Esta característica dá propriedade de libertar a droga a um ritmo mais rápido através dos poros. Kawashima relatou que as micro-bolas com uma estrutura interna mais porosa, exibiam uma taxa de libertação do medicamento mais rápida do que a das microesferas rígidas (Kawashima Y., 1992). A libertação da formulação F6 tem um padrão de libertação Higuchi seguido de cinética de reacção de ordem zero (r2= 0,948, 0,965 e 0,983).

A formulação de microbalão F6 foi observada para qualquer alteração na aparência ou cor durante o período de 4 semanas. Não houve alteração na aparência da formulação durante todo o período de estudo. A estabilidade da droga foi ainda mais confirmada por dados espectrais e não foi observada qualquer alteração.

CONCLUSÃO

Foram observadas condições de reacção de polimerização da suspensão utilizadas convencionalmente para preparar microbalões para serem compatíveis com o cloridrato de Ondansetron. A eficiência do aprisionamento e o perfil de libertação de drogas dependem das densidades de reticulação das microbalões.

A difusão de solventes de quase-emulsão é agora o método preferido para preparar micropartículas porosas. As microbalões Eudragit RS100 contendo hidrocloreto de Ondansetron foram preparadas com sucesso por este método, uma vez que a droga foi considerada incompatível com as condições de reacção de polimerização em suspensão líquido-líquido. Seis, droga: foram investigadas proporções de polímeros (1:1, 3:1, 5:1, 7:1, 9:1, e 11:1) para a formulação de microbalão à base de Eudragit.

Para microbalões baseados em Eudragit, verificou-se que o tamanho médio das partículas aumentava com a diminuição da quantidade de polímero. As microbalões mostraram uma distribuição homogénea do tamanho da partícula com agitador centrífugo de três lâminas. A velocidade e o tempo de agitação têm um efeito profundo no tamanho da partícula e na distribuição granulométrica das microbalões. O aumento da taxa de agitação resultou numa redução do tamanho médio da partícula. Os resultados da eficiência de carga mostraram que as maiores eficiências de carga do fármaco foram obtidas com rácios de polímeros mais elevados.

O rendimento percentual relativamente elevado e a eficiência de carga das microbalões indicaram que o método é adequado para preparar as formulações de microbalão. O método de difusão de solvente de quase-emulsão é simples, consome menos tempo e envolve a utilização de ingredientes mais seguros do que a polimerização de radicais livres e, portanto, mais preferidos.

Todos os picos característicos de medicamentos micropongénicos encontrados em FTIR eram concordantes com os espectros de drogas puras. Estudos de DSC revelaram uma possível amortização parcial de fármacos. As imagens SEM mostraram que a formulação das microbalões (F6) eram finamente esféricas e uniformes.

As micro esferas diferem das microesferas normais com a sua superfície altamente porosa. Esta característica dá propriedade de libertar a droga a um ritmo mais rápido através dos poros. Devido ao menor diâmetro dos poros, as micro-bolas Eudragit Rs 100 mostraram menor e mais lenta libertação do fármaco nos estudos de libertação *in vitro*. A libertação de todas as micro-balões seguiu uma cinética de reacção de ordem zero.

REFERÊNCIAS

1.   Jinuk K, Jinyoung K, Dongmyung P, Haksoo H. (2015) Um novo método de síntese para uma poliimida de microponga de células abertas para isolamento térmico. Polímero. 56: 68-72

2.   M. Jelvehgari, M.R. Siahi-Shadbad, S. Azarmi, Gary P. Martin, Ali Nokhodchi. (2006) The microsponge delivery system of benzoyl peroxide: Estudos de preparação, caracterização e libertação. International Journal of Pharmaceutics. 308(1–2): 124-132

3.   Iwai S, Sawa Y, Ichikawa H, Taketani S, Uchimura E, Chen G,Hara M, Miyake J, Matsuda H. (2004) O polímero biodegradável com microsponge de colagénio serve como uma nova prótese cardiovascular bio-engenharia. The Journal of Thoracic and Cardiovascular Surgery. 128(3): 472-479.

4.   J. Siepmann, F. Siepmann, (2006), Micropartículas Utilizadas como Sistemas de Entrega de Drogas, Programa Colloid PolymerSci 133: 15-21.

5.   N. Majeti V. Ravi Kumar, (2000) Nano and Microparticles as Controlled Drug Delivery DevicesJ Pharm Pharmaceutical Scientist (www.ualberta.ca/~csps) 3(2):234-258,

6.   NS Dey, S.Majumdar e M.E.B.Rao, (2009), Multiparticulate Drug Delivery Systems for Controlled Release Disponível online em http://www.tjpr.org 1826-1837.

7.   J. R. Reddy, K. Gnanaprakash, A. V. Badarinath, C. Madhusudhanachetty , (2009) Formulation and Evaluation of Microparticles of MetronidazoleIn J. Pharm. Sci. & Res. Vol.1,131-136.

8.   A. N. Padalkar, S.R.Shahi1,M.W.Thube,(2011) Micropartículas: Uma abordagem para melhorar o sistema de distribuição de medicamentos ijprd//pub/arti/vov-3/issue-1/march/012

9.   Sachin E. Bhadke, (2007) "Formulation and Development of Repaglinide Microparticles by Ionotropic Gelation Technique" Tese no Departamento de Ciências Farmacêuticas Hubli, página no.1-129.

10.   T. Duane Birnbaum e L.Brannon-Peppas, (2003) Microparticle Drug Delivery Systems, Drug Delivery Systems in Cancer Therapy Edited by: D. M. Brown © Humana Press Inc., Totowa, NJ117-136/Brown.Ch06, 1- 117.

11.   S. S. Bansode, S. K. Banarjee, D. D. D. Gaikwad, S. L. Jadhav, R. M. Thorat, (2010) Microencapsulação: A Review International Journal of Pharmaceutical Sciences Review and Research Volume 1, Issue 2, 008.

12.   A.V. Yadav, A. S. Shete, A.P. Dabke e V.R. Shinde (2009) Formulation and In-vitro

Evaluation of Aceclofenac Microcapsules, International Journal of PharmTech Research Vol.1, No.2, pp135-138.

13. KC Ofokansi e M U Adikwu, (2007) Formulation and Evaluation of Microspheres Based on Gelatin-Mucin Admixtures for the Rectal Delivery of Cefuroxime Sodium, Tropical Journal of Pharmaceutical Research, 6 (4): 825-832.

14. B. Simon, (2006), Microencapsulação: Métodos e aplicações industriais, 2ª ed., (2006), Microencapsulação. Drugs Pharmaceutical Sci., Marcel Dekker, Inc., (2006). N.Y., 158: 1-55.

15. L.D. Xun, K. J.O. Dong Soo, (2009) Development of Nifedipine-loaded coated gelatin microcapsule as a long acting oral delivery, Refdocest UN service, vol. 32, no1, pp. 127- 132.

16. A. Nokhodchi e D. Farid, (2002) Microencapsulação de Paracetamol por várias técnicas de emulsão utilizando tecnologia farmacêutica de ftalato de acetato de celulose, Vol; 6, 54-60.

17. K. P .R. Chowdary, M. Nagarajan, (1996) Microencapsulation of Nifedipine-MCC solvent deposit system for sustained release Indian Journal of Pharmaceutical Sciences, 58(4): 152-156.

18. K.P.R. Chowdary, P. Mohapatra e M.N. Murali Krishna, (2009) Pharmacokinetic Evaluation of Natural Resin Coated Microcapsules of Nifedipine, Asian Journal of Chemistry Vol. 21, No. 6, 4199-4204.

19. B. V. Deore , H. S. Mahajan, U. V. Deore, (2009) Desenvolvimento e caracterização de microesferas de libertação sustentada por método de difusão de solvente quase emulsionado. International Journal of Chem Tech Research Vol.1, No.3, pp. 634-642.

20. F. Cilurzo, P. Mangetti, A. Caseraghi, L. Montanari, (2002), Characterization of Nifedipine Solid Dispersions, Int.J. of Pharmaceutics, vol-242,313-317.

21. M. J. Arias, J. M. Gines. J. R. Moyano, A.M. Rabasco, (1996), Propriedades de dissolução e comportamento invivo do triamtereno em dispersões sólidas com glicóis poyethelyne. Pharmaceutica Acta Helvetiae Vol-7,229-235.

22. B. Umamahesh N. Lavanya, Kusuma P Kumar, SR Guggilla , (2012), Design e avaliação de microesferas de gelatina contendo diclofenaco de sódio, IJPDT / 2(1),11-14.

23. S. K. Mankala, N.K. Nagamalli, R. Raprla, R. Komulla, (2004) Preparation and characterization of mucoadhesive microcapsule of glicazide with natural gums, Stamford journal of Pharmaceutical sciences, 4(1), 38-48.

24. V. Pandey, S. Bhadoria, (2011), Formulation, Development & Optimization of Pioglitazone HCl Microsphere using ionotropic gelation technique, Pharmacia, I(1), 67- 74.

25. V. Sivanarayana, Sai Kishore, P. Jithendra Kumar, (2012), Effect of crosslinking agent and polymer on the characteristics of Diltiazem HCl loaded mucoadhesive microsphere,

American Journal of Pharmatech Research, 2(1), 398-410.

26. T.M. Rasala, V.V. Kale, M.R. Bhalekar, J.G. Avari, (2010), Formulação e avaliação da microcápsula mucoadhesiva de Diltiazem HCl e diclofenaco de sódio pelo método de gelificação iónica de orifício, IJPI'S Journal of Pharmaceutics and Cosmetology, 1(1), 1-8.

27. R. Sambathkumar , N. Venkateswaramurthy, M. Vijayabaskaran, P. Perumal, (2010), Formulation of clarythromycin loaded mucoadhesive microsphere by emulsion internal gelation technique for antihelicobacter pylori therapy, International Journal of Pharmacy and Pharmaceutical Sciences, 3(2), 172-177.

28. H. Patel R. Patel, G. Patel, (2010), Ionotropic Gelation Technique for Microencapsulation of Antihypertensive Drug, Webmed central, 2046-1690.

29. N.S. Surendiran, T.V. Yuvaraj, (2010), Preparation and evaluation of Ibuprofen Microspheres by using Co-acervation phase separation technique, Int.J. ChemTech Res., 2(2): 1214-1218.

30. A. Arunachalam, Stephen Rathinaraj B. Subramanian, Prasanta kumar Choudhury, A.Kishore Reddy, Md.Fareedullah, (2010), Preparation and Evaluation of Ofloxacin Microspheres Using Natural Gelatin Polymer, I J A B P T, Volume: I: Edição 1 Maio-Julho, 60-67.

31. S. Roy, S.G. Panpalia, B.C. Nandy, et.al. (2009) Effect of method on Chitosan microspheres of mefemic Acid. IJPSDR Abr-Jun, Vol 1, edição I (36-42).

32. Suja C Jayan, AV Sandeep, Mohammed Rifash, CM Mareema, S. Shamseera, (2009), Design and In-vitro Evaluation of Gelatin Microspheres of Salbutamol Sulphate, HYGEIA / Vol.1, No.1/Março-Aug, 17-20.

33. Alia A. Badawi, Samia A Nour, Wedad S. Sakran, e Shereen Mohamed Sameh El-Mancy., Preparation and Evaluation of Microemulsion Systems Containing Salicylic Acid, *AAPS PharmSci Tech.*, (2009); 10(4): 1081-1084.

34. Amato M., Isenschmid M., Hippi P., Percutaneous Caffeine Application in the Treatment of Neonatal Apnoea, *Eur J Pediatr.* , (1991); 150: 592-594. Amin P. D., Fruitwala M. A., Erythromycin Gel- A Topical Anti-Acne Preparation, *Drug Dev Ind Pharm.* , (1994); 20(7): 1309-1316.

35. A. N. Misra., Transdermal Drug delivery, Capítulo 5, In: *Controlled and Novel Drug Delivery, Edited by N. K. Jain.,* (1997): 104 -105.

36. Anigbogu A. N. C., Williams A. C., Barry B. W., Permeation Characteristics of 8-Methoxypsoralen Through Human Skin; Relevance to Clinical Treatment, *J Pharm Pharmacol.* , (1996); 48: 357-366.

37.   Barrett D., Rutter N., Transdermal Delivery and the Premature Neonate, *Critèrio Rev Ther Drug Carrier Syst.* , (1994); 11: 1-30.

38.   Berardesca E., de Rigal J., Leveque J. L., Maibach H. I., *In-vivo* Biophysical Characterisation of Skin Physiological Differences in Races, *Dermatologica.* , (1991); 182: 89-93.

39.   Bhise S. B., More A. B., Malayandi R., Formulation and *In-vitro* Evaluation of Rifampicin Loaded Porous Microspheres, *Scientia Pharmaceutica.*, (2010); 78: 291-302.

40.   Cross S. E., Roberts M. S., Subcutaneous Absorption Kinetics of Interferon and Other Solutes, *J Pharm Pharmacol.*, (1993); 45: 606-609.

41.   Croswell R. W., Becker C. H., Suspension Polymerization for Preparation of Timed-Release Dosage Forms, *J of Pharm Sci.*, (1974); 63 (3): 440-442.

42.   Fenske N. A., Lober C. W., Structural and Functional Changes of Normal Aging Skin, *J Am Acad Dermatol.*, (1986); 48: 571-585.

43.   Goldstein J. I., *Scanning Electron Microscopy and X-Ray Microanalysis*, III edn., New York: Kluewer Press. (2003).

44. Gordon L Flynn. Entrega Cutânea e Transdermal - Processo e Sistemas de Entrega, Capítulo 8, In: Modern Pharmaceutics, Edited by Gilbert S. Banker and Christopher T Rhodes., (2002): 187- 233.

45.   Griffiths P. R., deHaseth J. A., *Fourier Transform Infrared Spectrometry*, Nova Iorque: Wiley. (1986). Grimes Pearl E., A Microsponge Formulation of Hydroquinone 4% and Retinol 0,15% in the Treatment of Melasma and Post-Inflammatory Hyperpigmentation, *Cutis.*, (2004); 74(6): 362-368.

46.   Gupta M. M., Srivastava B., Sharma M., Arya V., Spherical Crystallization: A Tool of Particle Engineering for Making Drug Powder Suitable for Direct Compression, *Int J Pharma Res Develop.*, (2010); 1(12): 1-10.

47.   Hancock B. C., Zografi G., Characteristics and Significance of the Amorphous State in Pharmaceutical Systems, *J Pharm Sci.* , (1997); 86: 1-12.

48.   Farmacopeia Indiana, Governo da Índia, Ministério da Saúde e da Família, Controlador das Publicações; Nova Deli, Vol-II, (1996); A-144.

49.   Jain Ankur, Surya P Gautam P, Yashwant Gupta, Hemant Khambete, Sanjay Jain., Development and Characterization of Ketoconazole Emulgel for Topical Drug Delivery, *Der Pharmacia Sinica*, (2010), 1 (3): 221-231.

50.   Jelvehgari M., Siahi-Shadbad M. R., Azarmi S., Gary P., Nokhodchi A., The Microsponge Delivery System of Benzoyl Peroxide: Estudos de Preparação, Caracterização e

Libertação, *Int J Pharm.* , (2006); 308: 124-132.

51. Joshi M. D., Patravale V. B., Formulation and Evaluation of Nanostructured Lipid Carrier (NLC) Based Gel of Valdecoxib, *Drug Dev Ind Pharm.*, (2006); 32: 911-918.

52. Julie Milano, Simone Goncalves Cardoso, Spectrophotometric Determination of Oxiconazole in Topical Lotion Using Methyl Orange, *J Pharm Biomed Anal.*, (2005); 37; 639-642.

53. Kaity S., Maiti S., Ghosh A. K., Pal D., Banerjee S., Microsponges: A Novel Strategy for Drug Delivery System, *Soc Pharm Edu Res.* , (2010); 1(3): 283-290.

54. Katarzyna Winnicka, Magdalena Wroblewska, Piotr Wieczorek, Pawel Tomasz Sacha, Elzbieta Tryniszewska, Hydrogel of Ketoconazole e PAMAM Dendrimers: Formulation and Antifungal Activity, *Molecules*, (2012); 17: 4612 - 4624.

55. Katz M., Poulsen B. J., Absorção de Drogas através da Pele In: Brodies B. B., Gillette J. R., eds. *Handbook of Experimental Pharmacology*, Concepts in Biochemical Pharmacology, Vol. 28; New York: Springer-Verlag. (1971).

56. Kawashima Y., Iwamoto T., Niwa T., Takeuchi H., Hino T. Control of Prolonged Drug Release and Compression Properties of Ibuprofen Microsponges with Acrylic Polymer, Eudragit RS, by Changing Their Interparticle Porosity, *Chem Pharm Bull.* , (1992); 40(1): 196-201.

57. Kilicarslan M., Baykara T., The Effect of the Drug/Polymer Ratio on the Properties of Verapamil HCl Loaded Microspheres, *Int J Pharm.* , (2003); 252: 99-109.

58. Lachman L., Liberman H. A., *Theory and Practice of Industrial Pharmacy*, Varghese Publishing House, Mumbai, 3rd Ed, (1990): 171-194.

59. Lawrence H. Bannister, Sistema Integumental: Skin and Breasts, Capítulo 5, In: *Gray's Anatomy, Edited by Peter L. Williams, (1995): 38: 375 - 378.*

60. Lotte C., Wester R. C., Rougier A., Maibach H. I., Racial Differences in the *In-vivo* Percutaneous Absorption of Some Organic Compounds (Diferenças Raciais na Absorção Percutânea *In-vivo* de Alguns Compostos Orgânicos): A Comparison Between Black, Caucasian and Asian subjects, *Arch Dermatol Res.* , (1993); 284: 456-459.

61. Mandal T. K., Bostanian L. A., Graves R. A., Chapman S. R., Idodo T. U., Porous Biodegradable Microparticles for Delivery of Pentamidine, *Eur J Pharm Biopharm.* , (2001); 52: 91-96.

62. Markand Mehta, Amish Panchal, Viral H Shah, Umesh Upadhyay., Formulation and *In-vitro* Evaluation of Controlled Release Microsponge Gel For Topical Delivery Of Clotrimazole, *Int J Adv Pharm.*, (2012); 2(2): 93 - 101.

63. Ming-shi Y., Fu-de C., Ben-gang Y., Yu-ling F., Liang W., Peng Y., He Y., Preparation of Sustained-Release Nitrendipine Microspheres with Eudragit RS and Aerosil Using Quasi-Emulsion Solvent Diffusion Method, *Int J Pharm.*, (2003); 259: 103-113.

64. Najmuddin M., Mohsin A. A., Khan Tousif, Patel V., Shelar S., Formulation and Evaluation of Solid Dispersion Incorporated Gel of Ketoconazole, *Res J Pharm Biol Chem Sci.*, (2010); 1(2): 406-412.

65. Netal Amrutiya, Amrita Bajaj, e Madhu Madan, Development of Microsponges for Topical Delivery of Mupirocin, *AAPS Pharm Scim Scitech.* , (2009); 10(2): 402-409.

66. Orland G. F., Structure of the Skin, In: Goldsmith L. A., ed. *Biochemistry and the Physiology of the Skin*, Vol. 1. Oxford University Press: Oxford, (1983): 3-63.

67. Orr J. C., Application of Mercury Penetration to Material Analysis, *Powder Technol.* , (1969); 3: 117-123.

68. Parida R., Kumar S., Nabin K., Satish V., Overview of Spherical Crystallisation in Pharmaceuticals, *Int J Pharm Biol Sci.* , (2010); 1(3).

69. Parikh B. N., Gothi G. D., Patel T. D., Chavda H. V., Patel C. N., Microsponge as Novel Topical Drug Delivery System. *J Global Pharm Tech.*, (2010); 2(1): 17-29.

70. Patel G., Patel J. K., Use of a Microsponge in Drug Delivery Systems, *Pharmaceutical processing*, (2008): 158.

71. Patel Rakesh P., Patel Hardik, e Baria Ashok H., Formulação e Avaliação de Lipossomas de Ketoconazole, *Int J Drug Del Tech.* , (2009); 1(1): 16-23.

72. Patidar K., Soni M., Saxena C., Sharma D. K., Soni P. Microsponge Versatile Vesicular Approach for Transdermal Drug Delivery System, *J Global Pharm Tech.* , (2010); 2(3): 154-164.

73. Patravale V.B., Mandawgade S.D., Novel Cosmetic Delivery Systems: an Application Update, *Int J Cosmetic Sci.*, (2008); 30: 19- 33.

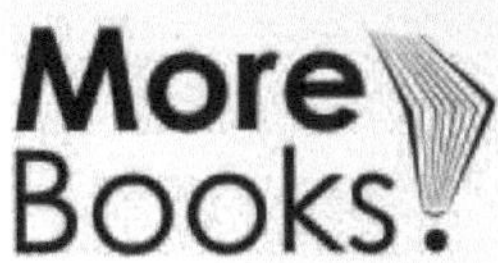

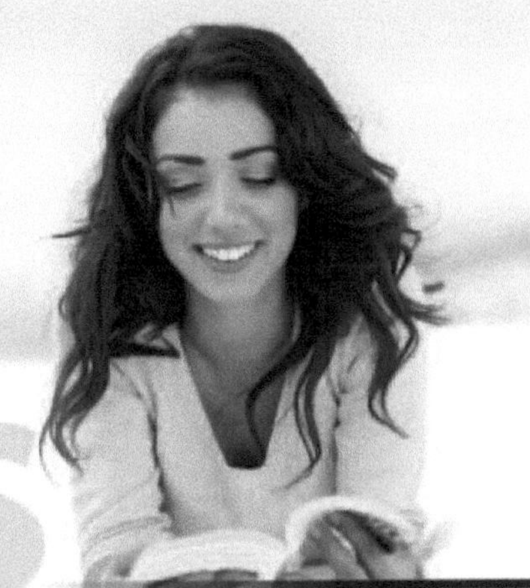

Buy your books fast and straightforward online - at one of world's fastest growing online book stores! Environmentally sound due to Print-on-Demand technologies.

Buy your books online at
www.morebooks.shop

Compre os seus livros mais rápido e diretamente na internet, em uma das livrarias on-line com o maior crescimento no mundo! Produção que protege o meio ambiente através das tecnologias de impressão sob demanda.

Compre os seus livros on-line em
www.morebooks.shop

KS OmniScriptum Publishing
Brivibas gatve 197
LV-1039 Riga, Latvia
Telefax: +371 686 204 55

info@omniscriptum.com
www.omniscriptum.com

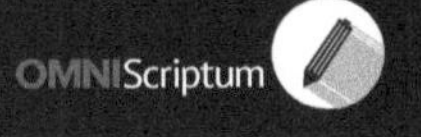

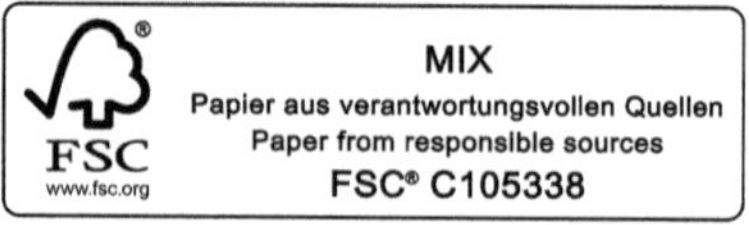

Printed by Books on Demand GmbH, Norderstedt / Germany